脳トレ おもしろクイズ

東京夢芸倶楽部

つちや書店

まえがき

今やテレビのゴールデンタイム（19～22時）にクイズ番組は欠かせないものになっています。日本人のクイズ好きは今に始まったことではなく、昔から多くのクイズ番組がありました。それほど、クイズというものは楽しくておもしろいものなのです。

一人で考えるも良し、二人で競い合うも良し、みんなでああだこうだ言いながら楽しむのも良し！

この本は、そんなクイズ番組のような楽しい本にしたいと思って作りました。

いろいろなジャンルのクイズを選ぶことができるので、最初から始めることもできるし、自分の得意なジャンルを選んでやることもできます。

人によっては、すぐに答えがわかったり、いろいろ考えても、まったく答えが思い浮かばないものもあるかもしれません。クイズは、答えがわかればもちろん嬉しいですが、考えている時間も楽しいものなのです。

そして何より、答えを考えることで脳が活性化し、認知機能や判断力、注意力、記憶力などが養われ、認知症予防にも役立ちます。解答した時の達成感や充実感も含め、一石二鳥どころか、十鳥ぐらいあるのが、クイズなのです。

この本は、テレビのように限られた時間ではなく、この本を手に取ったあなた自身の時間で、じっくり考えて答えを出してもらって構いません。みんなで考えるのにも、制限時間はありません。

あなたの大切な時間に、少しでも楽しい喜びの時間と充実したひとときが訪れ、あなたの脳がより生き生きと活気にあふれてくることを祈っています。

東京夢芸倶楽部

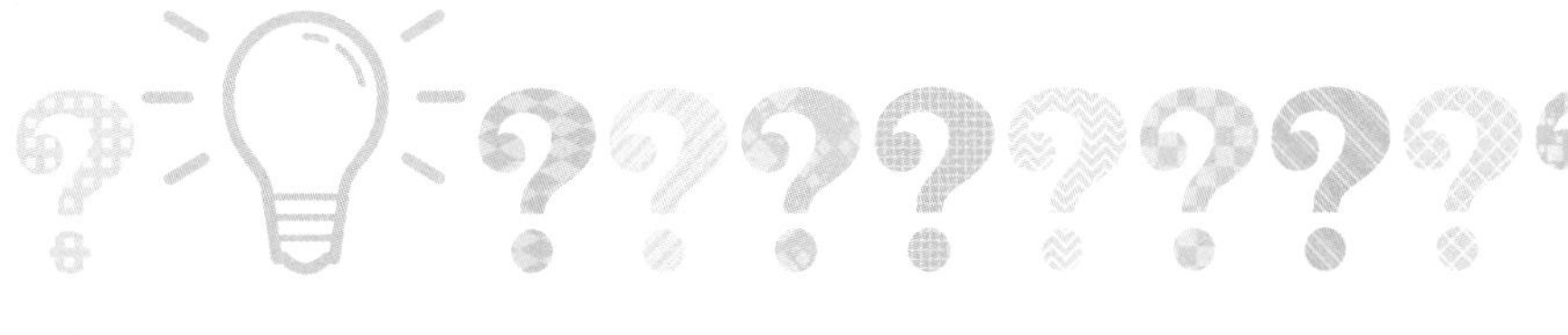

目次

Contents

Chapter3

Chapter4

Contents

Chapter7

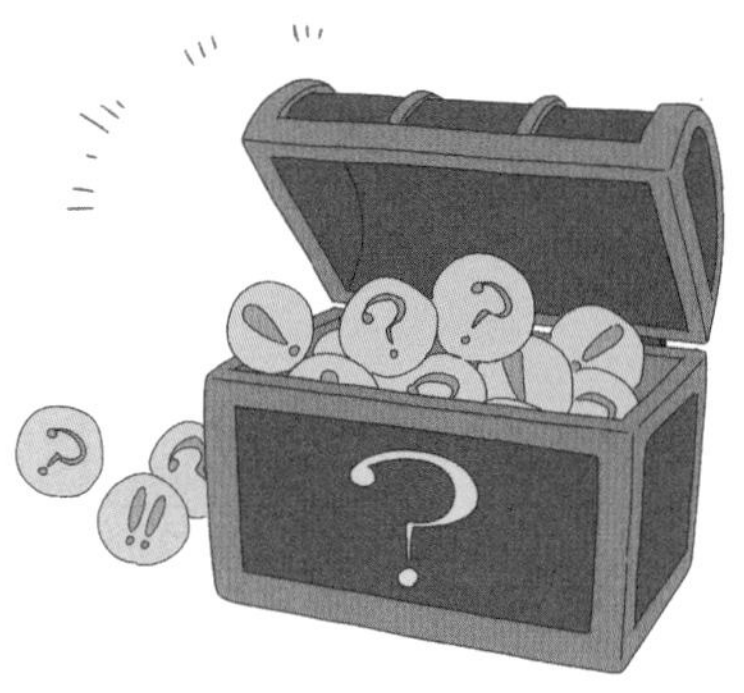
?

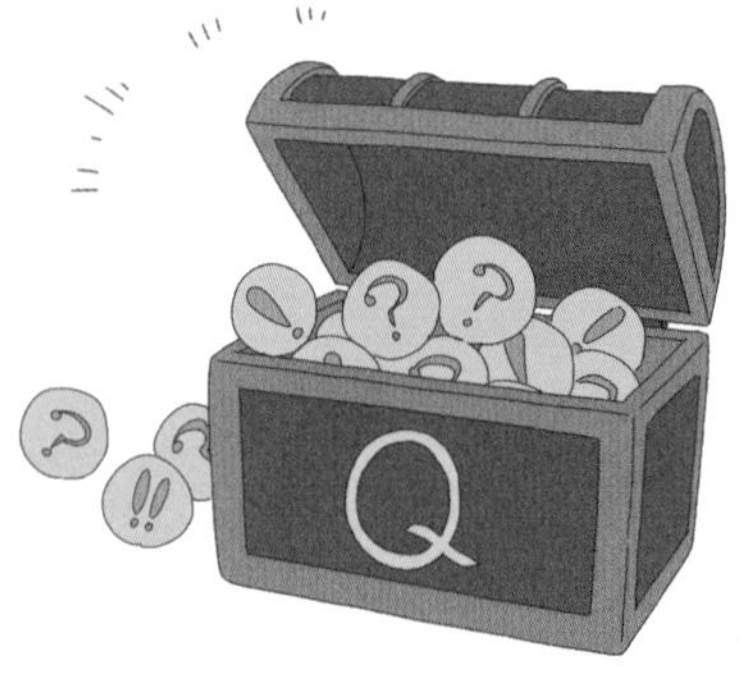
Q

Chapter 1

言葉遊びクイズ

言葉はおもしろいし、うまく使うと楽しいよね。

いろいろな言葉や**ダジャレ**で

遊びながら答えを考えてみよう！

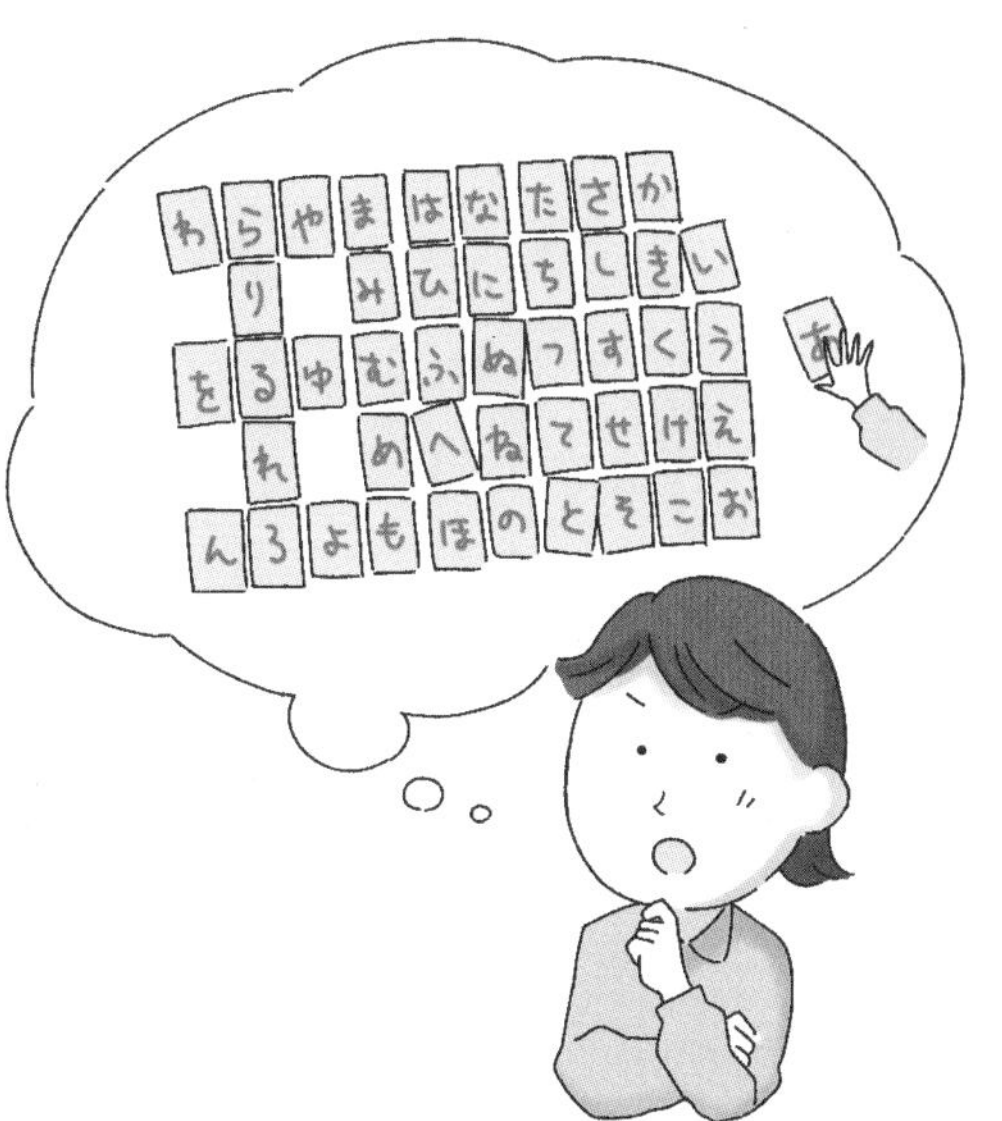

AにあってBにないもの

ここに書かれている言葉の、
A のグループには
共通したものがあるのだけれど、
B のグループには**ない**んだよな。
それは何か、わかるかな？

❶

A ある	B ない
北海道	青森
茨城	群馬
新潟	秋田
大分	熊本

❷

A ある	B ない
画びょう	セロテープ
古墳	土器
政治	経済
縁日	祭り

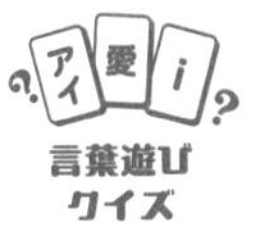
アイ
愛
i
言葉遊び
クイズ

❸

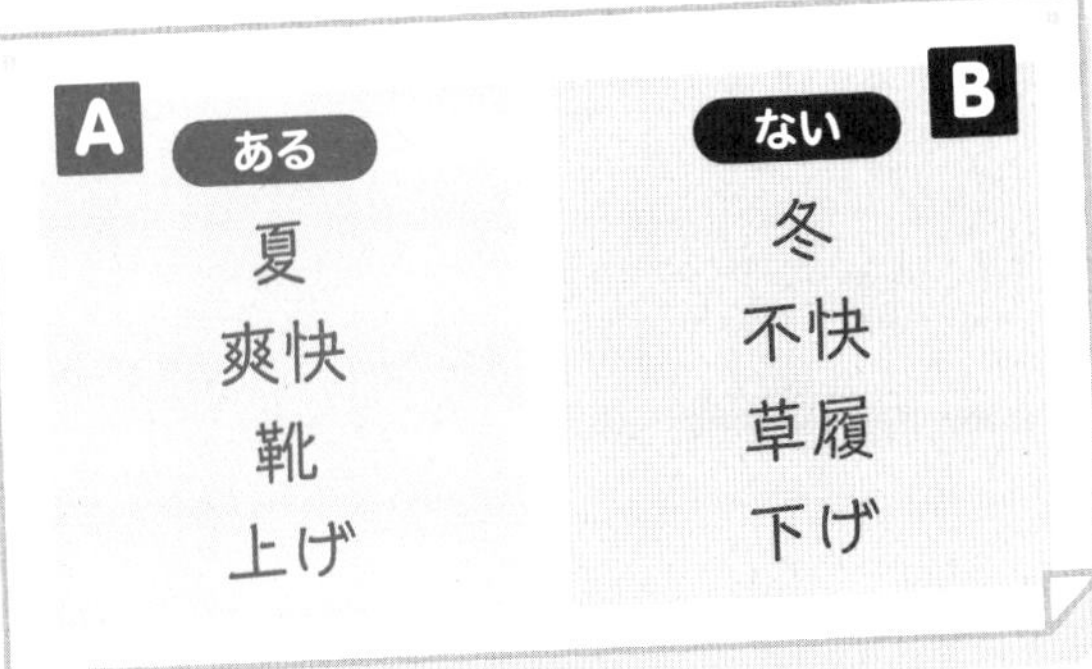
A
ある
夏
爽快
靴
上げ
B
ない
冬
不快
草履
下げ

❹

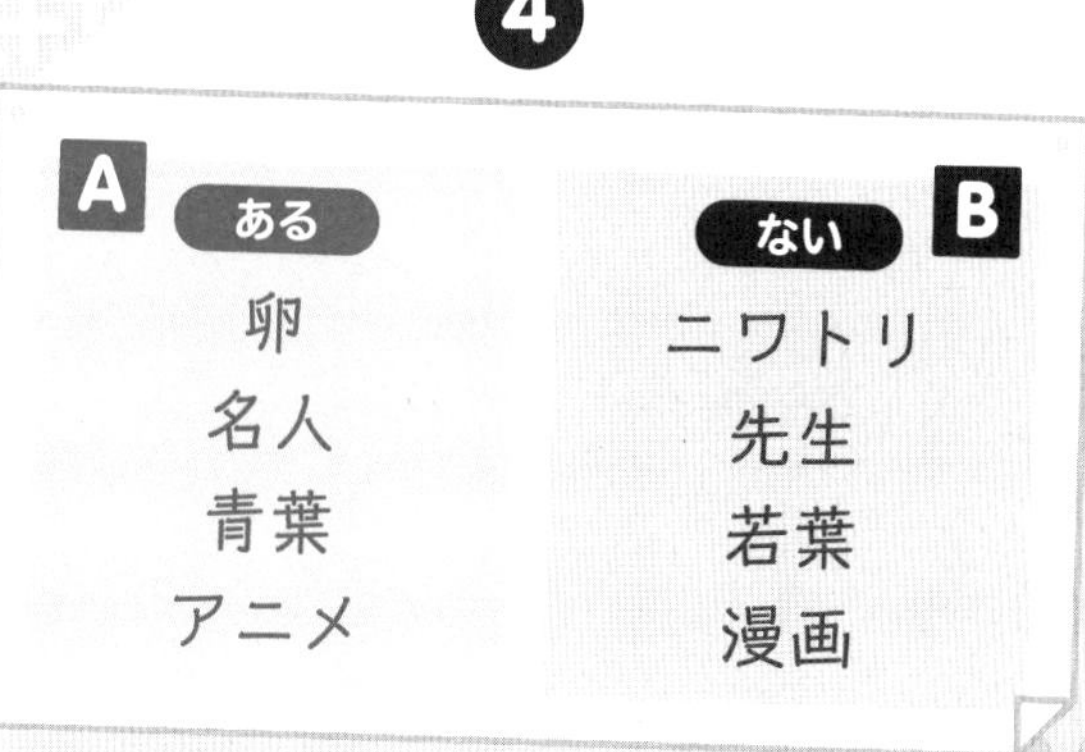
A
ある
卵
名人
青葉
アニメ
B
ない
ニワトリ
先生
若葉
漫画

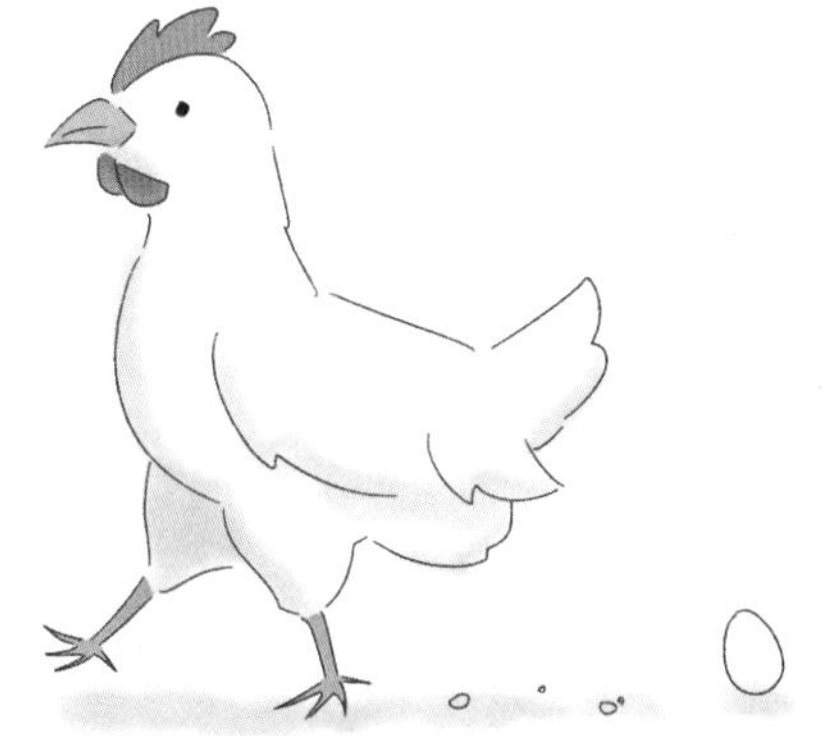

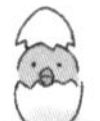

❶ 言葉の中に「い」という文字が入っている

❷ 時間を表わす言葉【秒・分・時・日】が入っている

❸ 頭に「どー」をつけると別の言葉になる【ドーナツ・同窓会・洞窟・胴上げ】

❹ 親族を表わす言葉【孫(まご)・姪(めい)・伯母(おば)・兄(あに)】が入っている

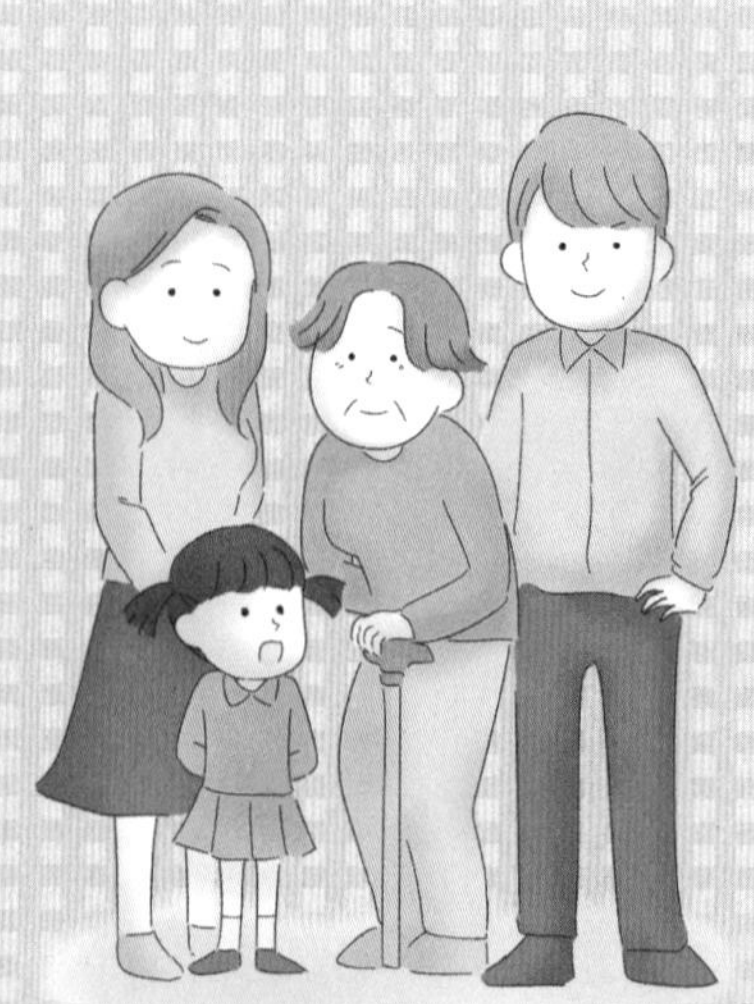

Question
Q2

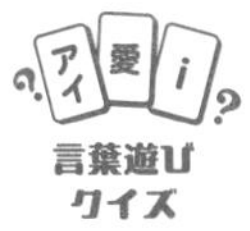

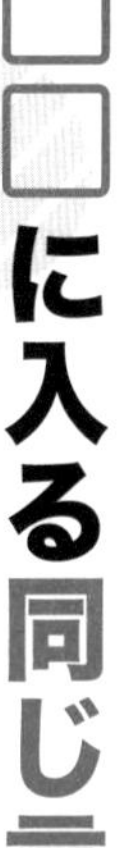

□□□に入る同じ言葉

次の□には共通した言葉が入るんだ。
どんな言葉が入るか、わかるかな？

1 エア□□・□□クール・ベー□□・□□セント

2 □□いで・か□□じ・□□てなし・かた□□い

3 しん□□・□□ぱい・きょく□□・□□もんか

4 □□マン・ス□□ド・コ□□・ワン□□ス

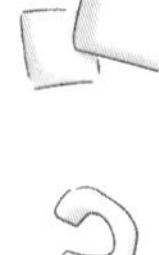

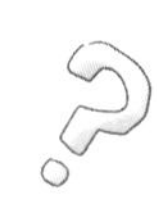

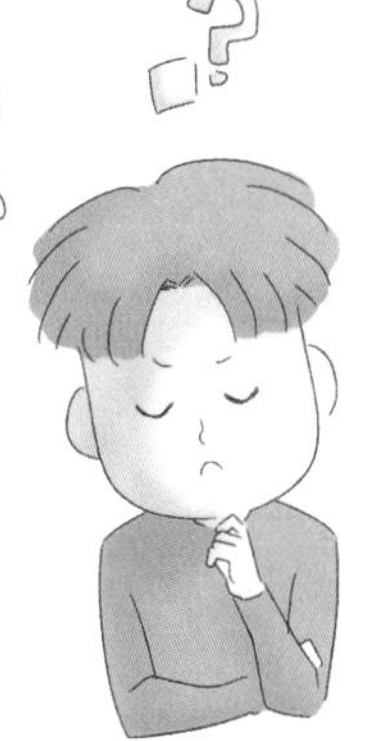

1 コン［エアコン・コンクール・ベーコン・コンセント］

2 おも［思い出・顔文字・おもてなし・片思い］

3 せん［新鮮・先輩・曲線・専門家］

4 ピー［ピーマン・スピード・コピー・ワンピース］

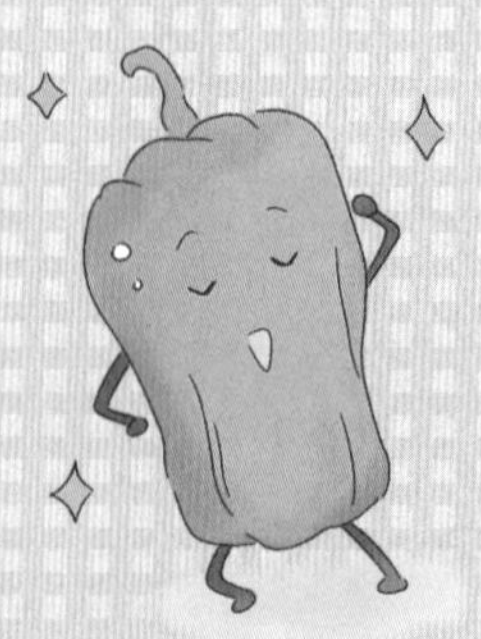
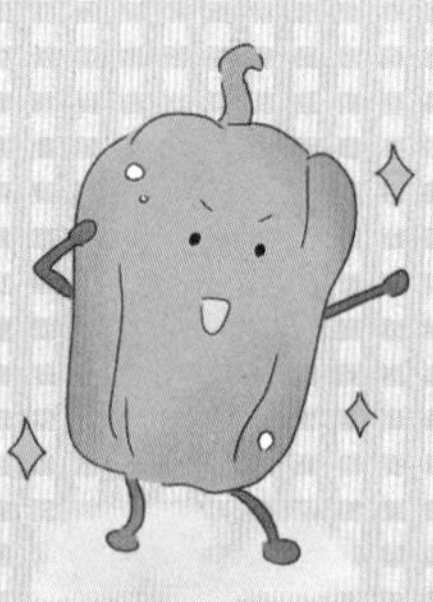

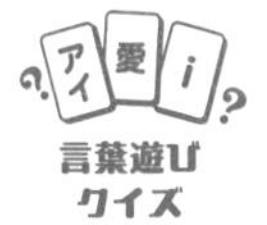

こんな看板は何屋さんかな

こんな看板が街の中にあったら楽しいよね。
でも、何屋さんか、わかるかな？

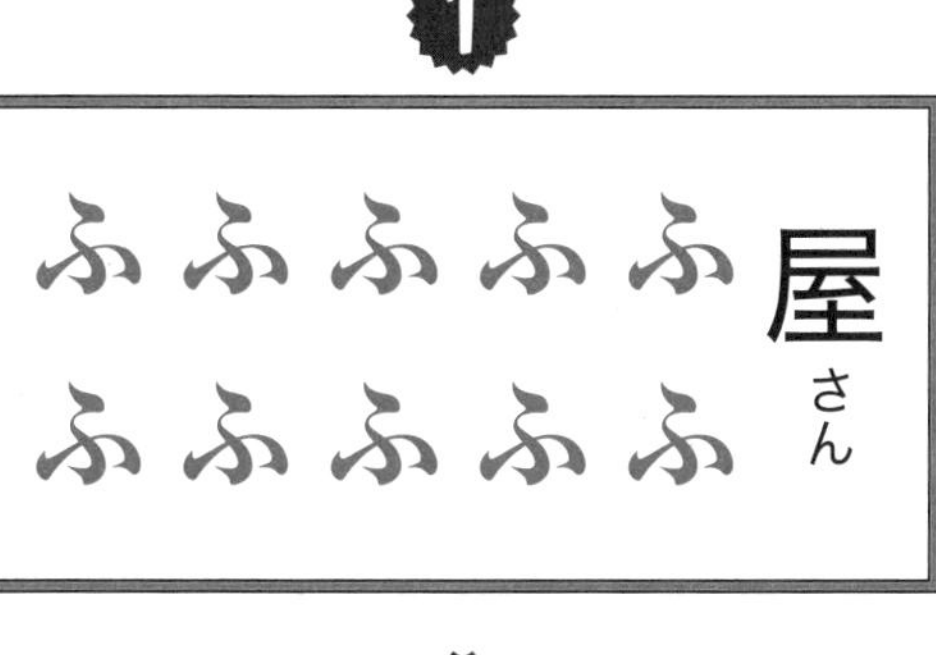

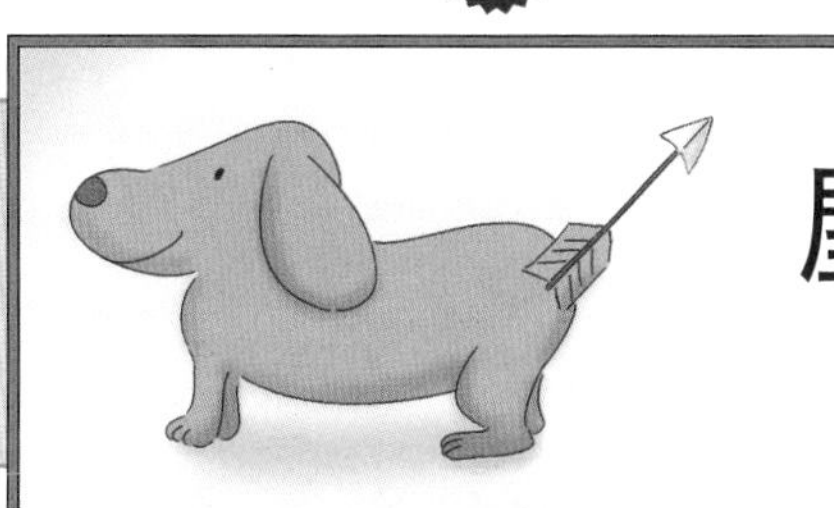

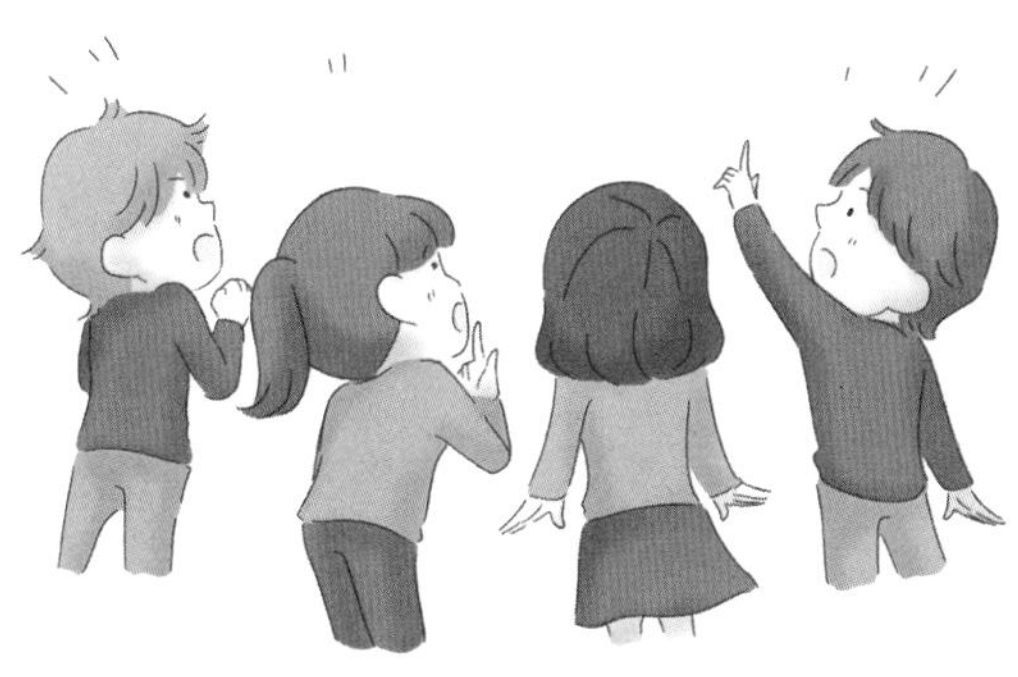

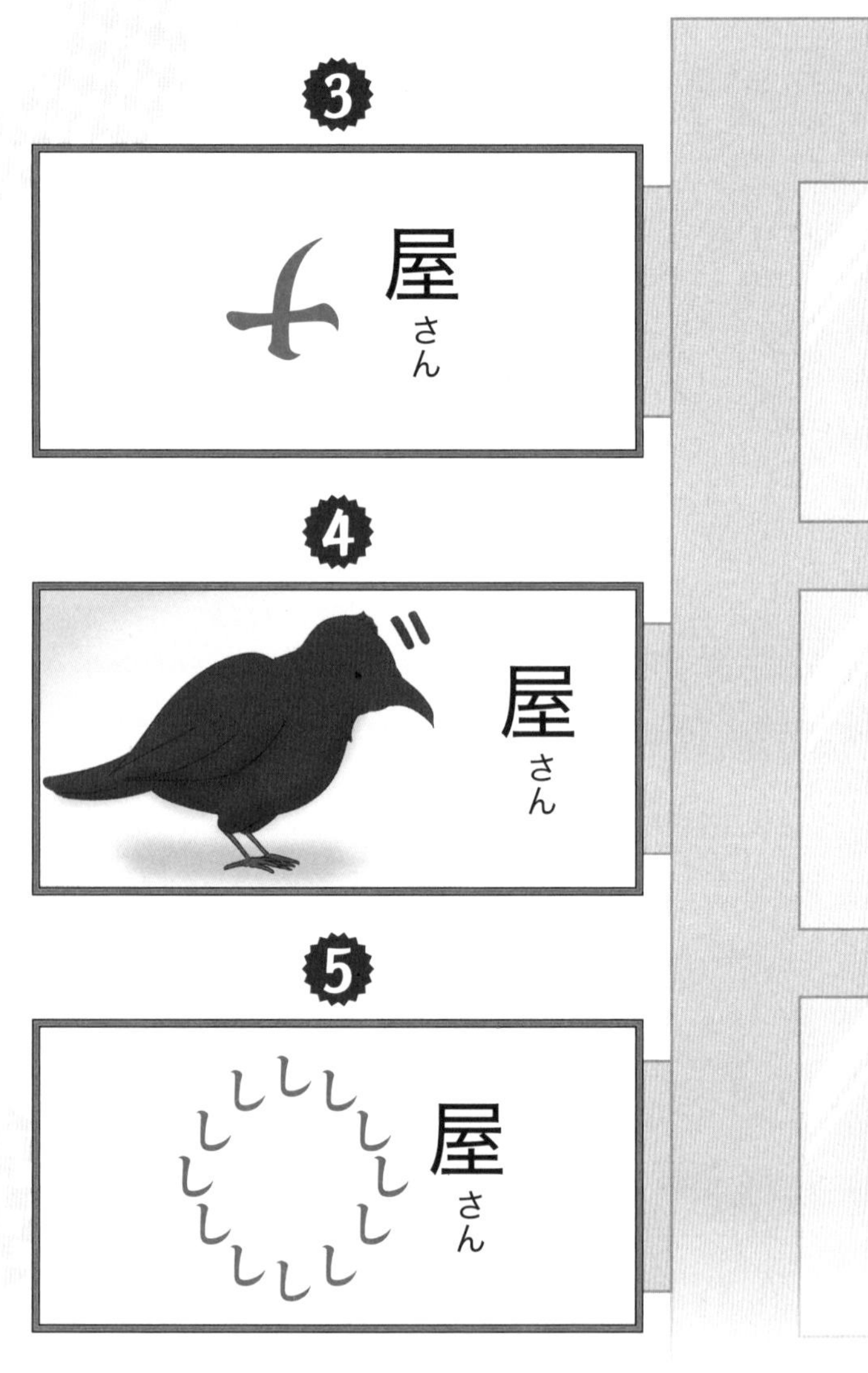
3
屋
さん
4
屋
さん
5
し し し し し し し し し し し し し し
屋
さん

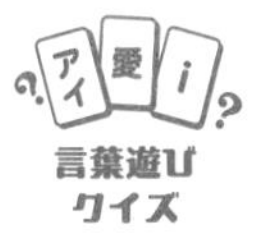

6

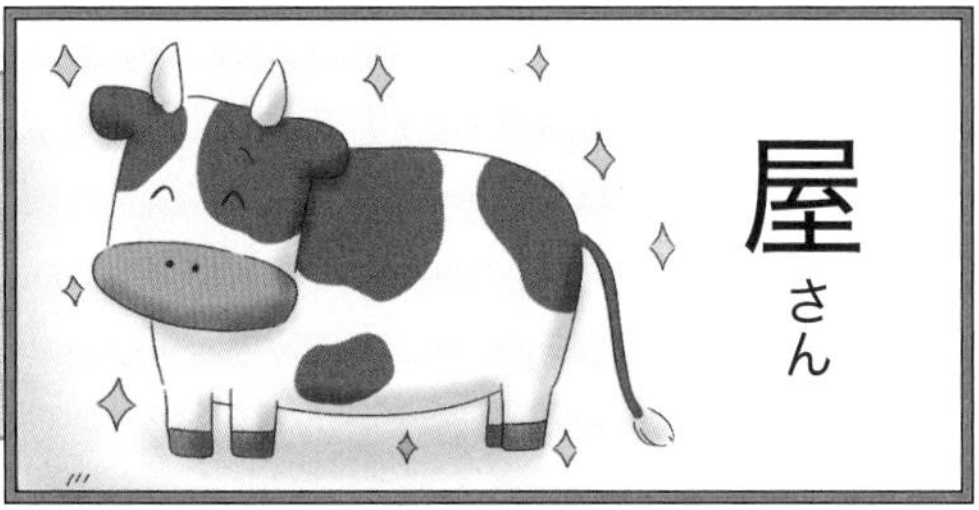

屋さん

7

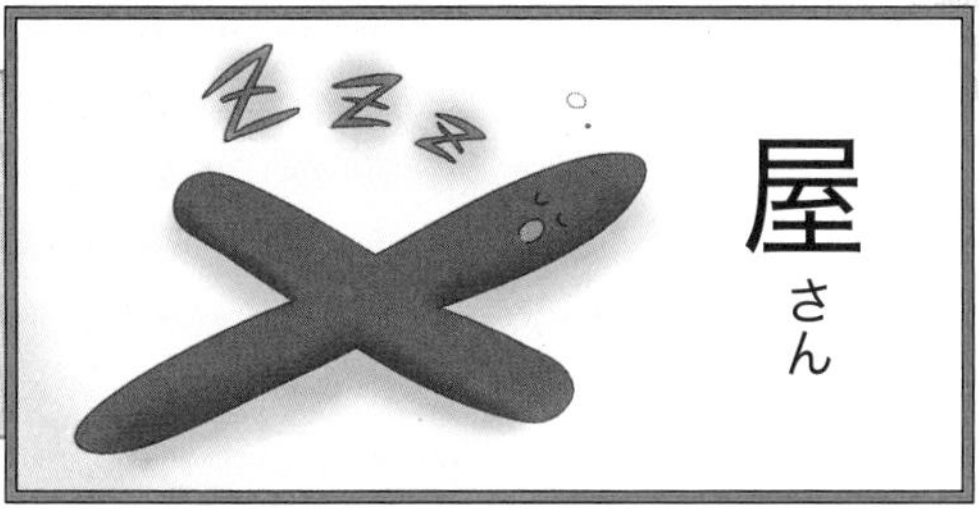

屋さん

8

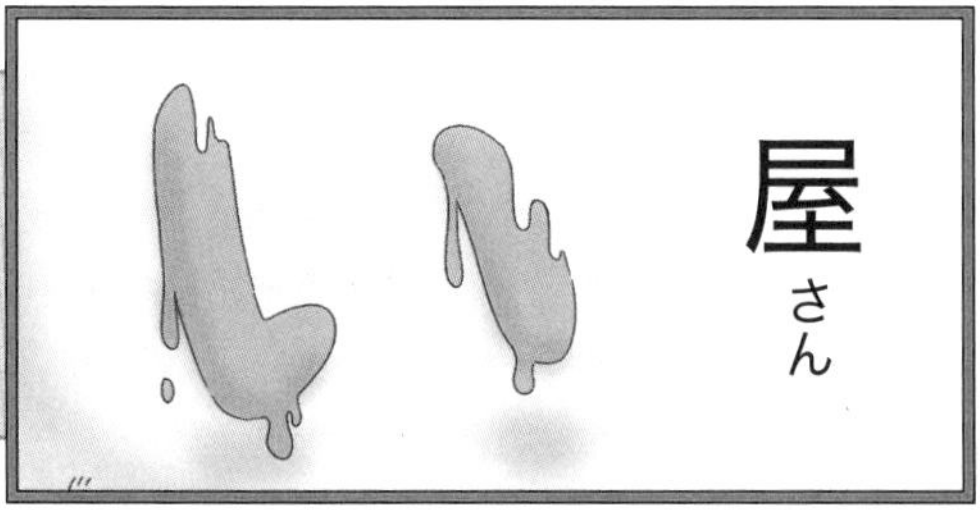

屋さん

❶ 豆腐屋さん
❷ 八百屋さん
❸ 魚屋さん
❹ ガラス屋さん
❺ 和菓子屋さん
❻ 牛乳屋さん
❼ メガネ屋さん
❽ 時計屋さん

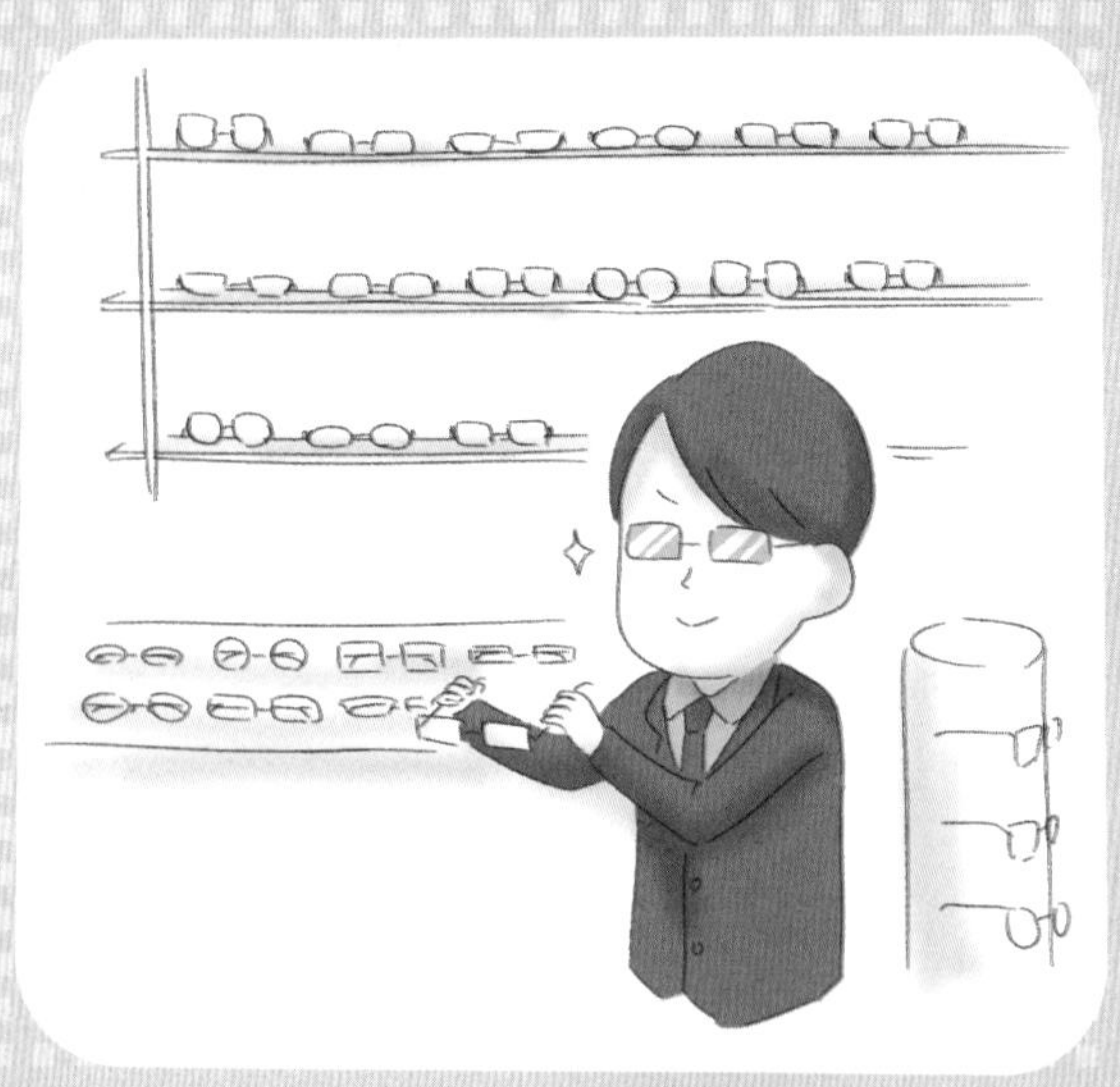

文字を探して名前を作ろう

書かれている文字から、いくつか組み合わせて、
植物や**国**の名前を
それぞれ3つ探し出してみよう！
文字を使うのは**1回**だけだよ

1 イ ン リ ク ヒ ス ラ マ セ サ ワ　**植物**

2 ナ ル ギ ラ カ イ ジ ス ダ リ ブ　**国名**

3 ガ ン マ ウ ア リ ト レ ー セ ホ ッ ダ カ　**植物**

4 ド ピ イ エ ル ー ア チ パ オ ン ネ　**国名**

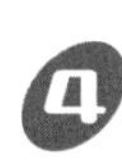

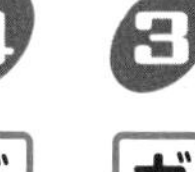
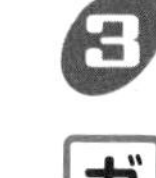
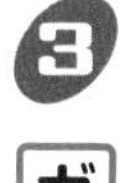
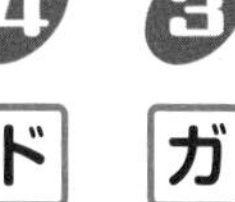
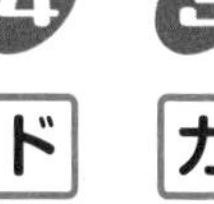
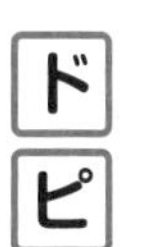
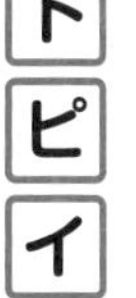
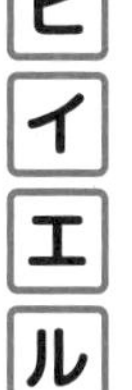
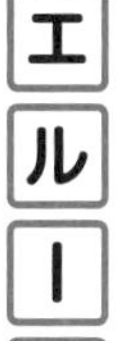
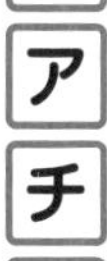
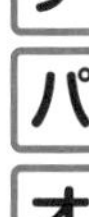
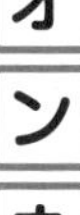

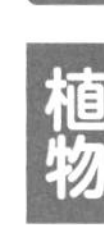
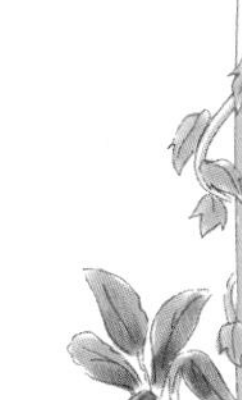
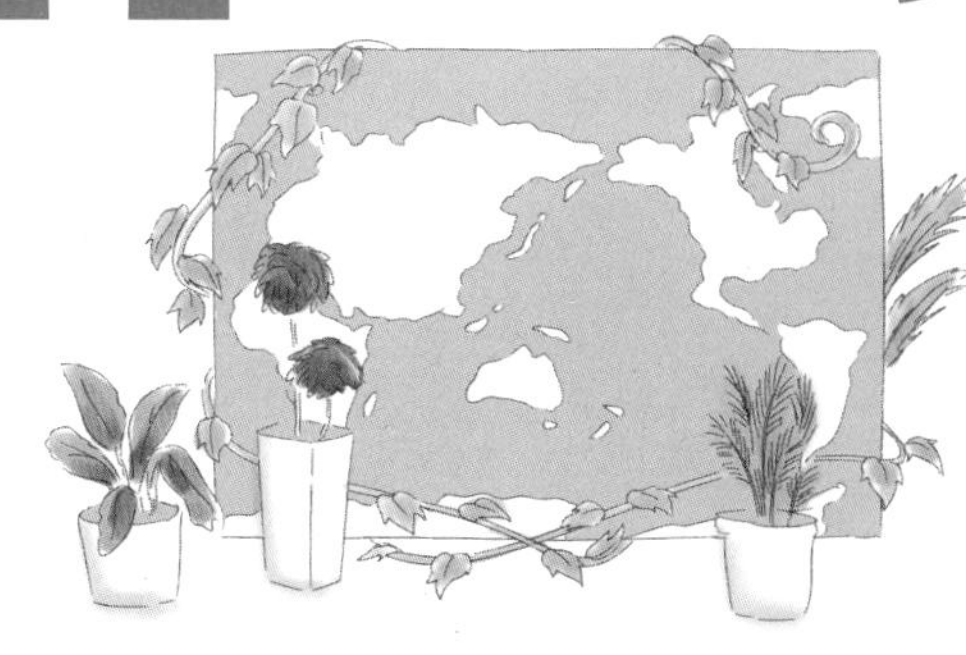

❶ サクラ
スイセン
ヒマワリ

❷ イギリス
カナダ
ブラジル

❸ ダリア
ホウセンカ
マーガレット

❹ ネパール
インド
エチオピア

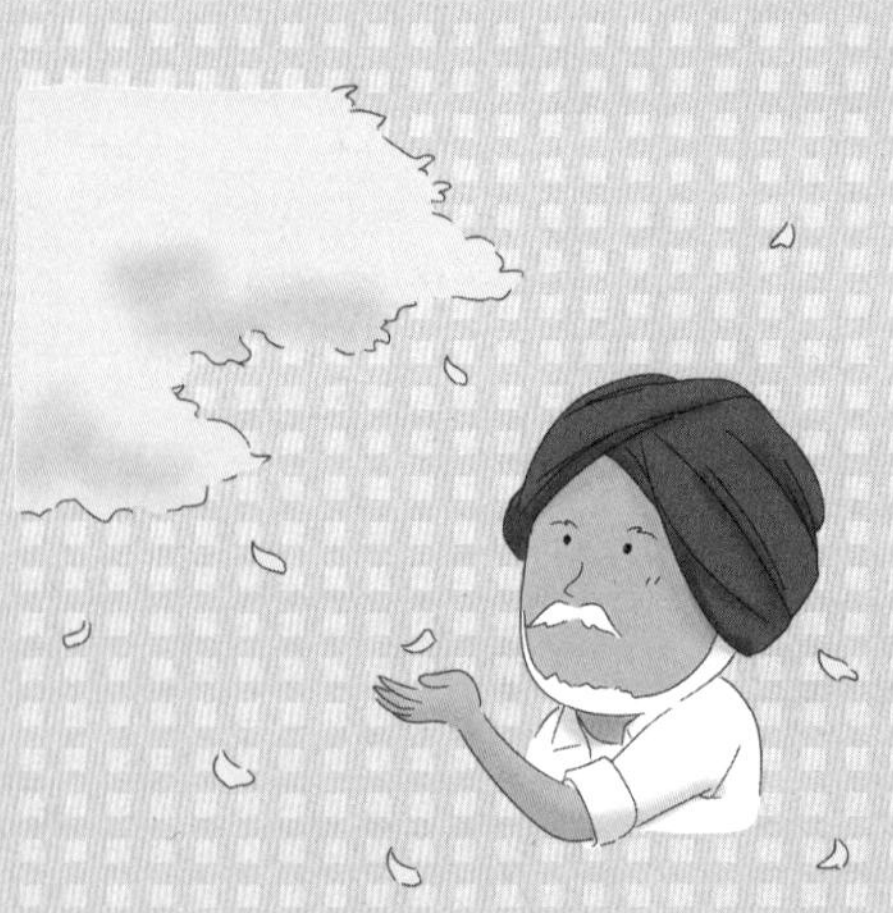

隠された法則

順番に並んでいる文字には**隠された法則**があるんだ。
それを見つけて、□の中の**文字**や**言葉**を当てよう！

1

ピ……キ……□……セ……サ

2

よ……□……ち……こ……だ

3

横……大……□……小……前

4

し……ちょう……み……□……しょっ

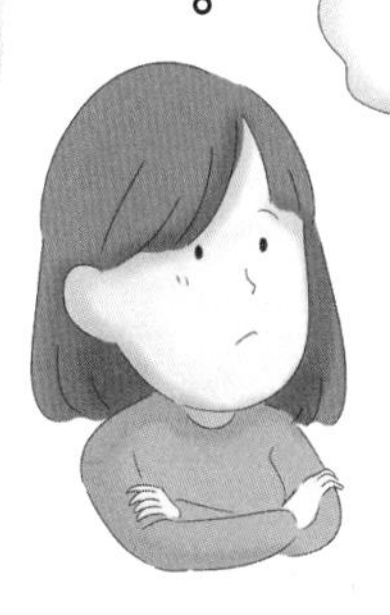

1 フ
［ピッチャー…キャッチャー…ファースト…セカンド…サード］

2 し
［幼稚園…小学校…中学校…高校…大学］

3 関
［横綱…大関…関脇…小結…前頭］

4 きゅう
［視覚…聴覚…味覚…嗅覚…触覚］

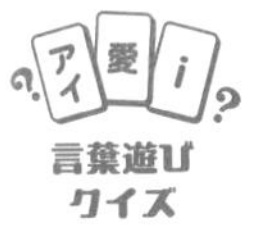

小咄で落語家気分に

落語でおなじみの小咄には、**ダジャレ**を使ったものが多いよね。例の有名な**小咄**にならって、楽しい答えを考えてみよう！

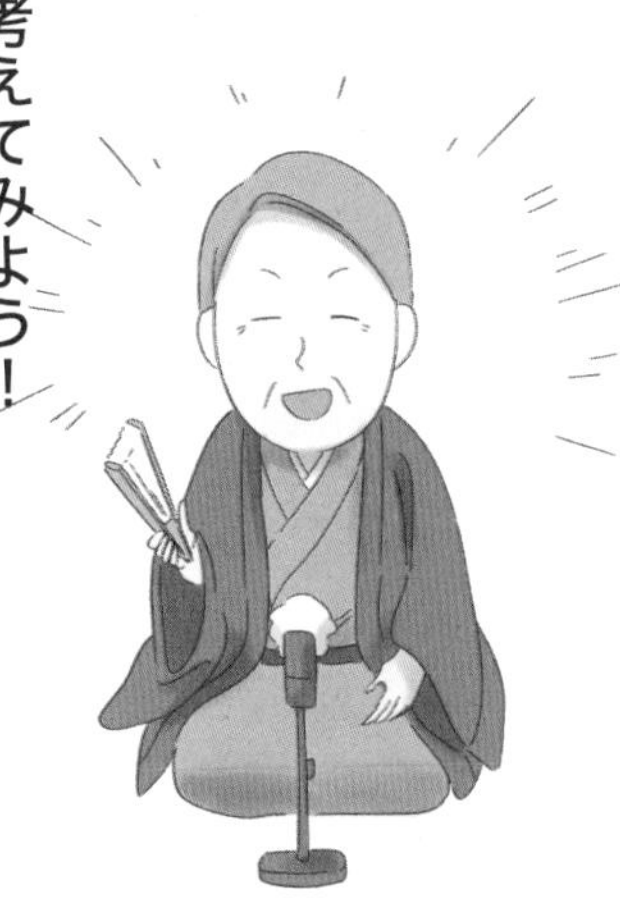

例

「隣の空き地に塀ができたってねぇ」 **答え** 「へぇー」

初級編

1 「隣の空き地に囲いができたってねぇ」↓「――」

2 「鳩が何か落としたぞ」↓「――」

3 「隣の家が火事だ！」↓「――」

4 「隣に氷屋ができたってさ」↓「――」

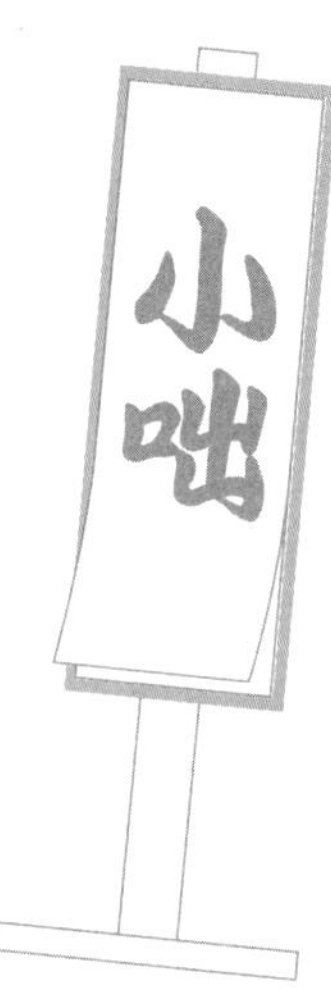

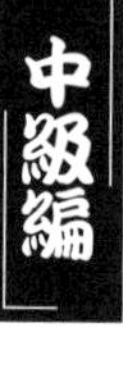

5 「あなたは牧師さんでしょう？」
↓
「　　　　」

6 「あなたはお坊さんでしょう」
↓
「　　　　」

7 「お寺の景気はどうですか？」
↓
「　　　　」

8 「台所使わせてくれるかい」
↓
「　　　　」

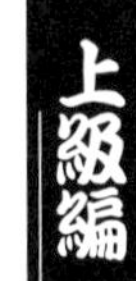

上級編

9

「ラジオ局に就職が決まりました」
↓
「――」

10

「あいつはボクサーになれると思ったんだけどな」
↓
「――」

11

「先生、家庭訪問にはいつ来るんですか？」
↓
「――」

12

「自分の国で獲れた食材でしか料理しないあいつは誰だい？」
↓
「――」

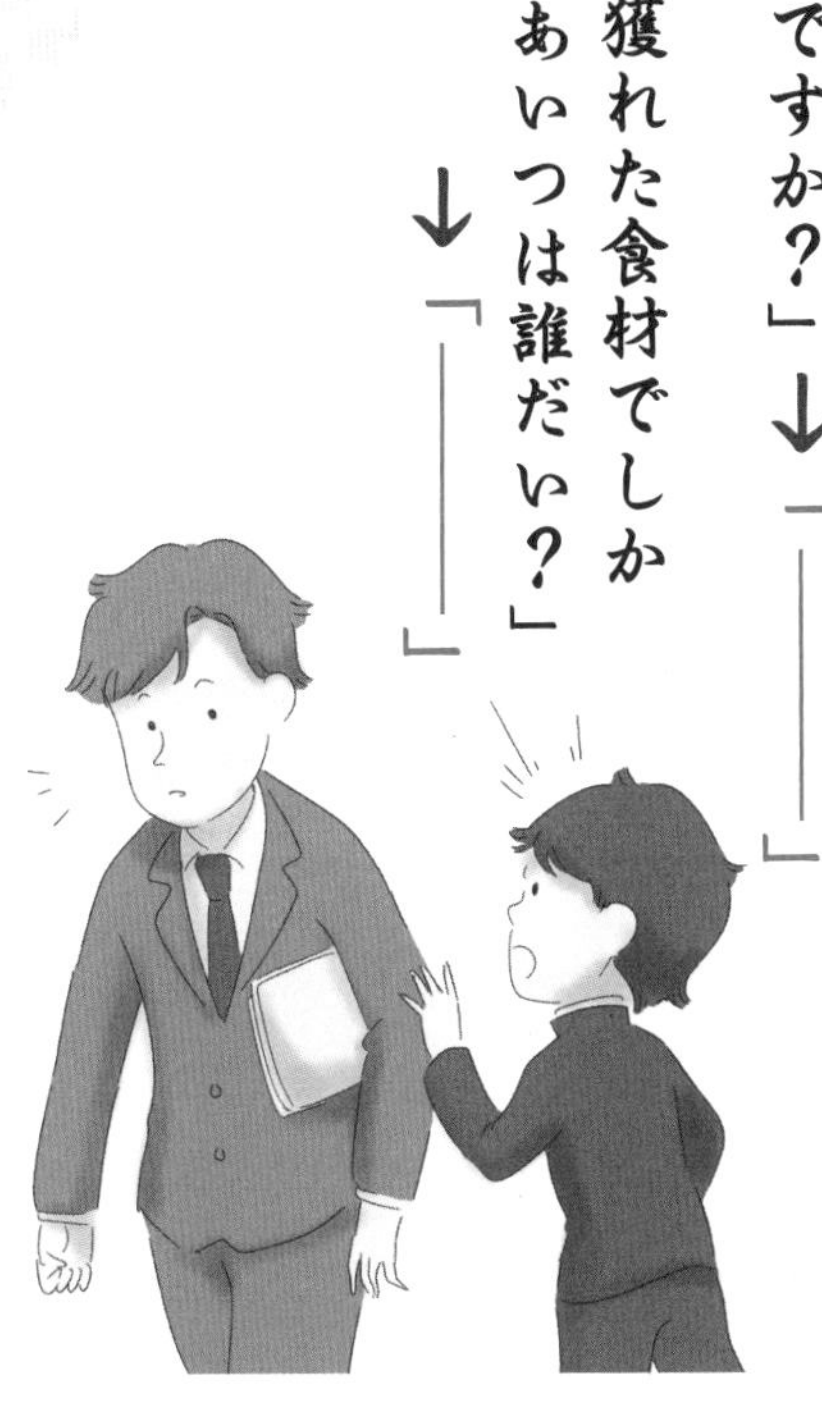

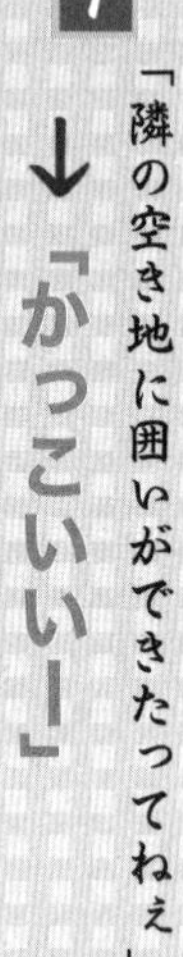

1
「隣の空き地に囲いができたってねぇ」
↓
「かっこいいー」

2
「鳩が何か落としたぞ」
↓
「フーン」

3
「隣の家が火事だ！」
↓
「ヒー」

4
「隣に氷屋ができたってさ」
↓
「ヒエー」

5
「あなたは牧師さんでしょう？」
↓
「イエス」

6
「あなたはお坊さんでしょう」
↓
「そう（僧）です」

7
「お寺の景気はどうですか？」
↓
「ボチボチ（墓地墓地）ですね」

8
「台所使わせてくれるかい」
↓
「勝手にどうぞ」

9
「ラジオ局に就職が決まりました」
↓
「ほう、そう（放送）かい」

10
「あいつはボクサーになれると思ったんだけどな」
↓
「ケントウ（拳闘）違いだったね」

11
「先生、家庭訪問にはいつ来るんですか？」
↓
「キョウ、イク（教育）」

12
「自分の国で獲れた食材でしか料理しないあいつは誰だい？」
↓
「コックさん（国産）」

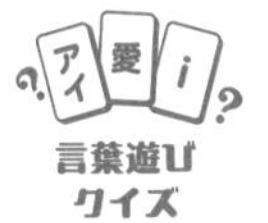

ためになることわざ

日本にはためになる「ことわざ」がたくさんあるよね。
次の□に入る言葉は何だろう？　一字とは限らないよ

初級編

一　出る□は打たれる

二　身から出た□

三　天は□を与えず

四　□の川流れ

五　爪に□を灯す

中級編

六 木に□を接ぐ

七 国破れて□あり

八 腹八分目に□いらず

九 獅子身虫の□

十 泣く子と□には勝てぬ

上級編

十一 栴檀（せんだん）は□より芳（かんば）し

十二 花は□、人は武士

十三 船に刻みて□を求む

十四 下手の考え、□に似たり

十五 忠言は□に逆らう

☆答えは問題8の後にあるよ

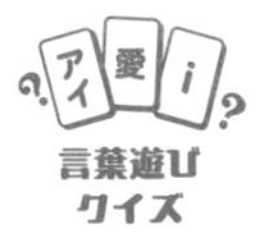

似ている意味のことわざ同士

ことわざには、似たような意味を持っているものがたくさんあるよね。では、上と下で意味が似ているものを線でつないでみよう！

- 二階から目薬
- 医者の不養生
- のれんに腕押し
- せいては事を仕損じる
- 猿も木から落ちる
- 弱り目にたたり目
- 田作（ごまめ）の歯ぎしり
- 木で鼻をくくる

- 馬の耳に念仏
- 泣きっ面に蜂
- あわてる乞食はもらいが少ない
- 負け犬の遠吠え
- 遠火で手をあぶる
- 弘法も筆の誤り
- 取り付く島もない
- 易者身の上知らず

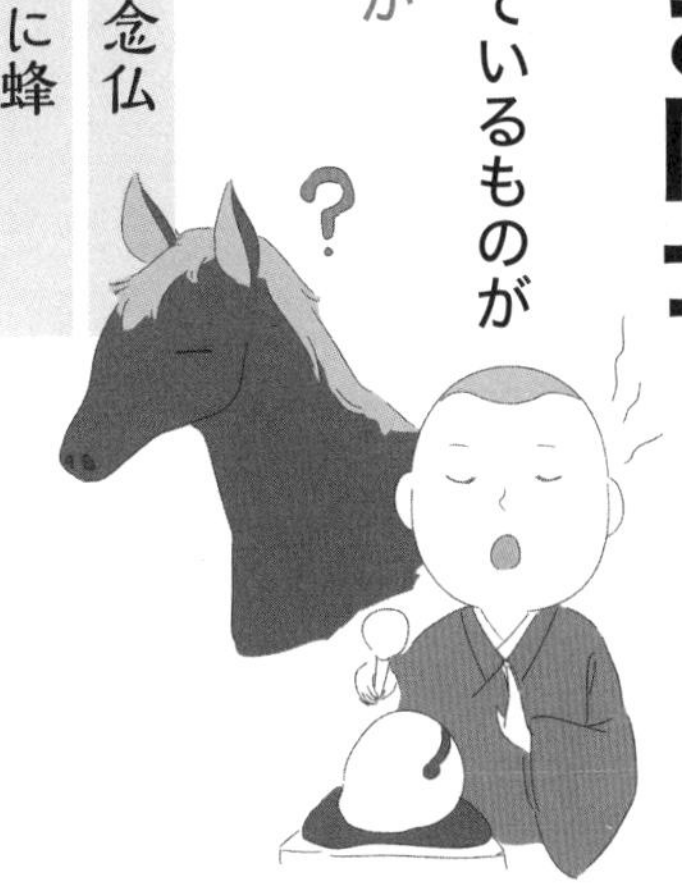

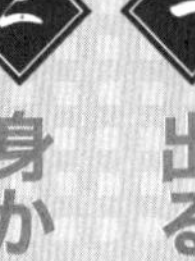

出る杭は打たれる

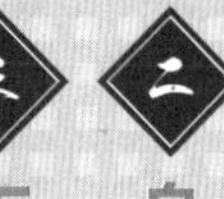

身から出た錆(さび)

天は二物(にぶつ)を与えず

河童の川流れ

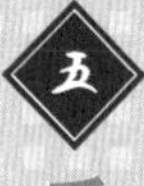

爪に火を灯す

木に竹を接ぐ

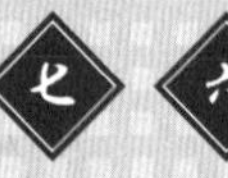

国破れて山河(さんが)あり

腹八分目に医者いらず

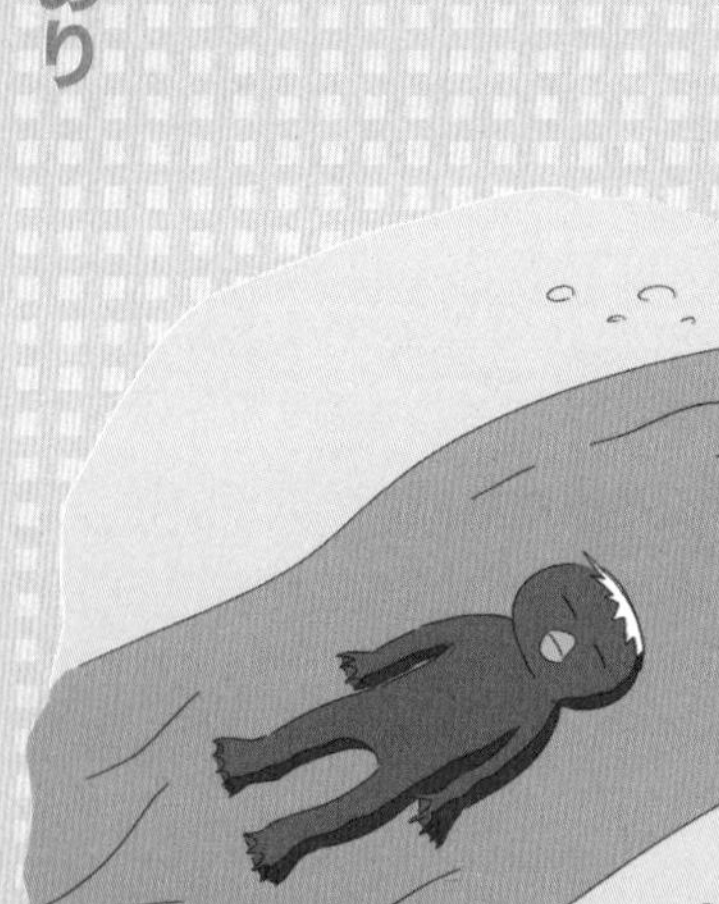

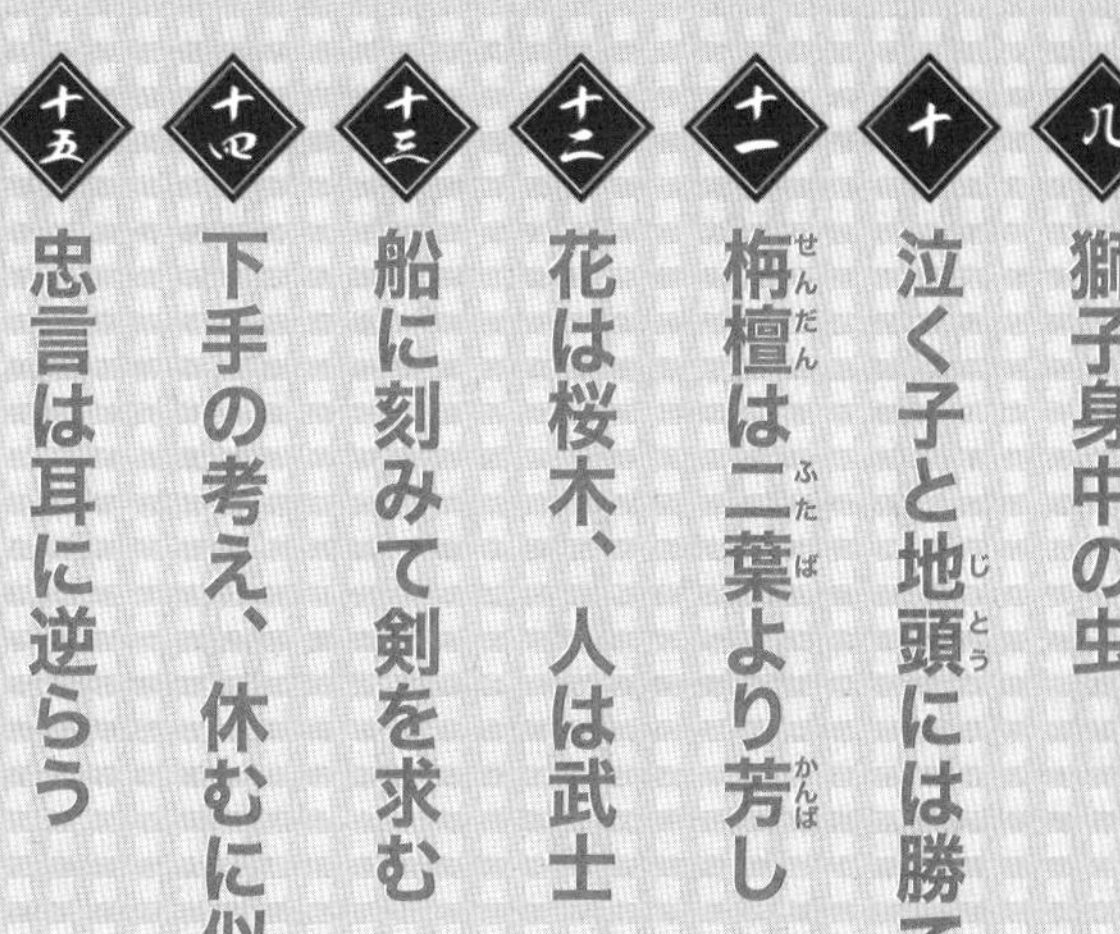

八　獅子身中の虫

十　泣く子と地頭（じとう）には勝てぬ

十一　栴檀（せんだん）は二葉（ふたば）より芳（かんば）し

十二　花は桜木、人は武士

十三　船に刻みて剣を求む

十四　下手の考え、休むに似たり

十五　忠言は耳に逆らう

二階から目薬
医者の不養生
のれんに腕押し
せいては事を仕損じる
猿も木から落ちる
弱り目にたたり目
田作（ごまめ）の歯ぎしり
木で鼻をくくる

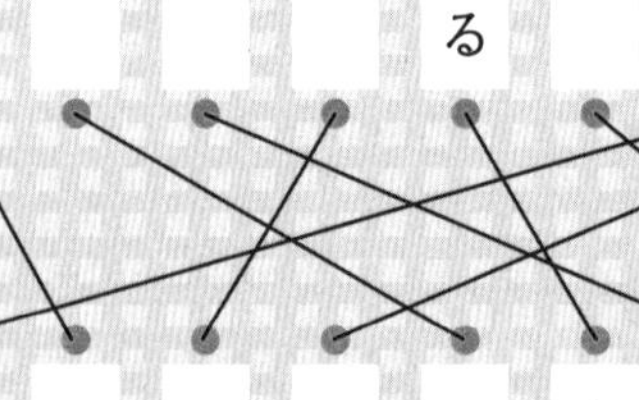

馬の耳に念仏
泣きっ面に蜂
あわてる乞食はもらいが少ない
負け犬の遠吠え
遠火で手をあぶる
弘法も筆の誤り
取り付く島もない
易者身の上知らず

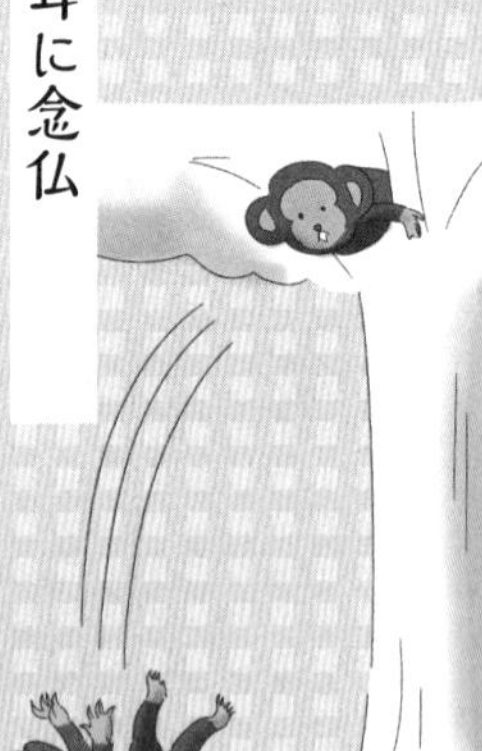

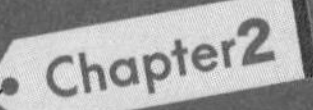

ひっかけとんち クイズ

頭をひねって、**機転**を利かせて、

柔らか頭で答えてね！

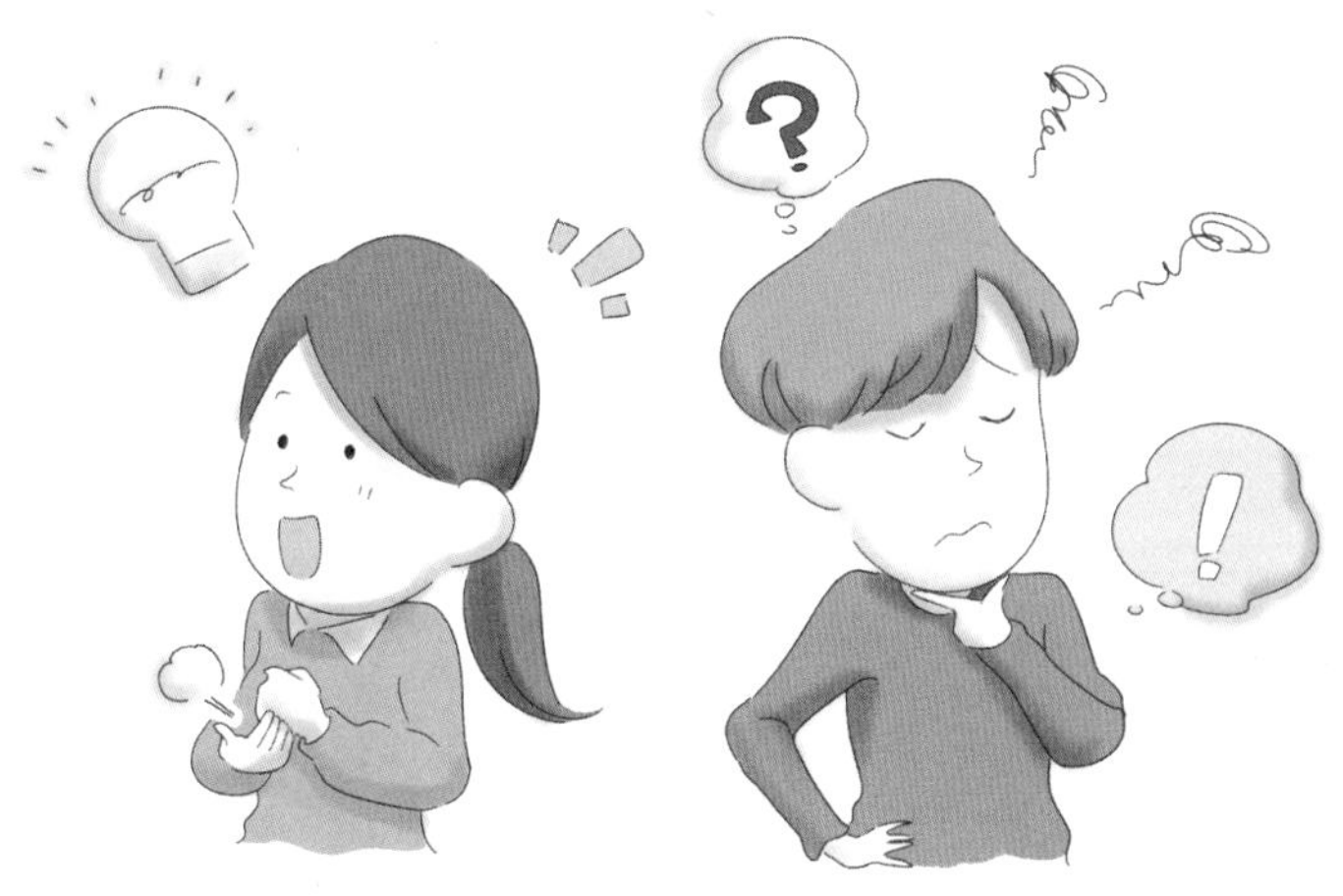

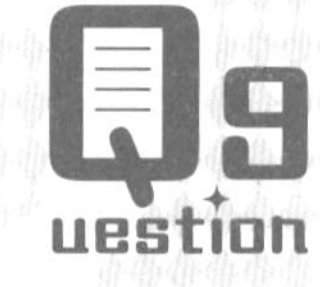

とんちでウォーミングアップ

まずは、とんちのなぞなぞでウォーミングアップだ！
次の答えは何かな？

1

竜宮城から帰った浦島太郎は、
なぜ、玉手箱を空けたら
おじいさんになって
しまったのでしょう？

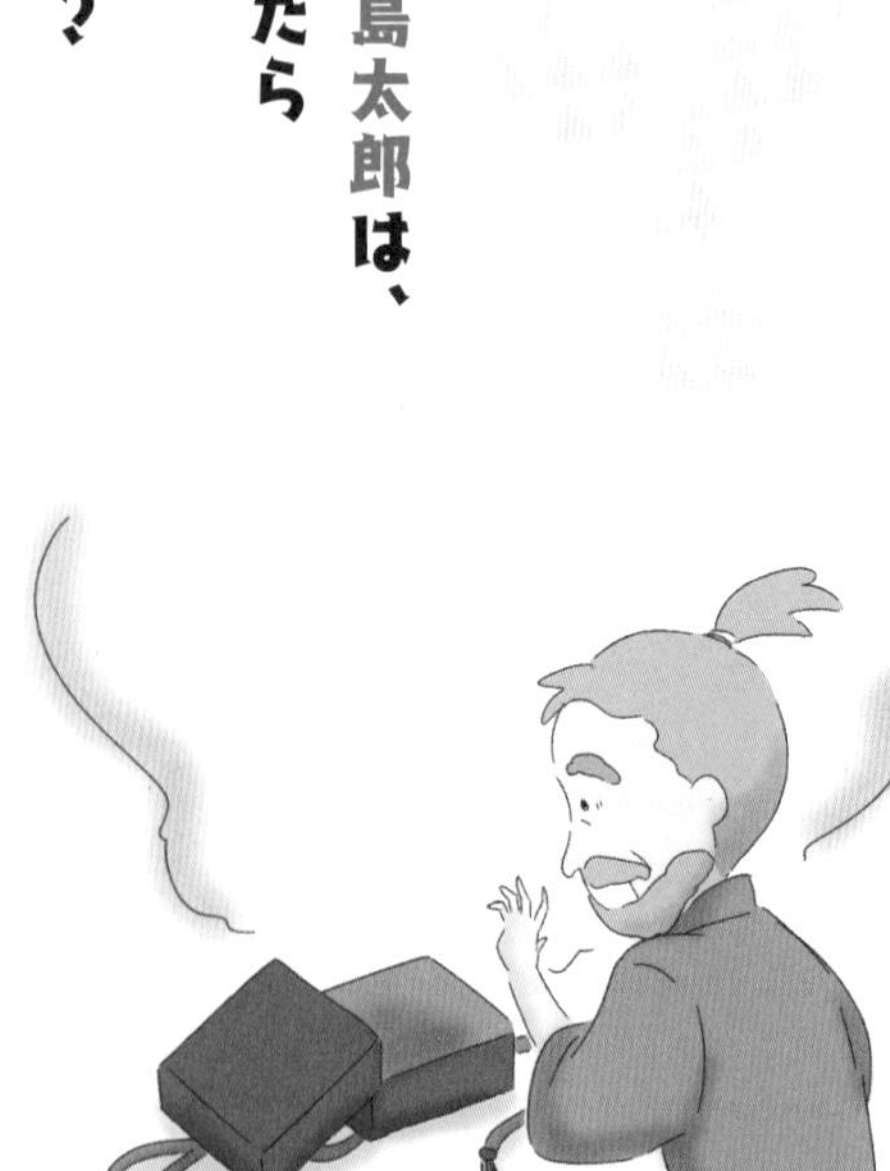

2

赤くて白くて
黒いホースは何でしょう？

鉛筆で書いた「かがみ」という文字の
「が」を消しゴムで消したら、
何がでてきたでしょう？

4

ゆでたまごはいつ食べると
一番おいしいのでしょう？

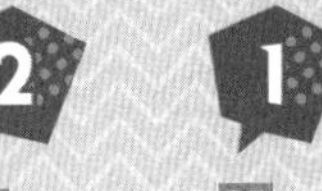
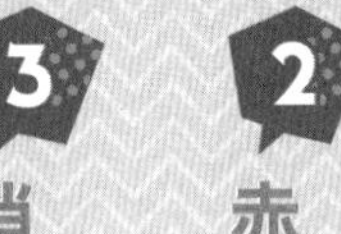
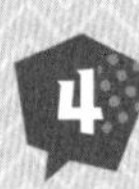

1 男だったから

2 赤面したシマウマ

3 消しゴムのカス

4 お腹が空いたとき

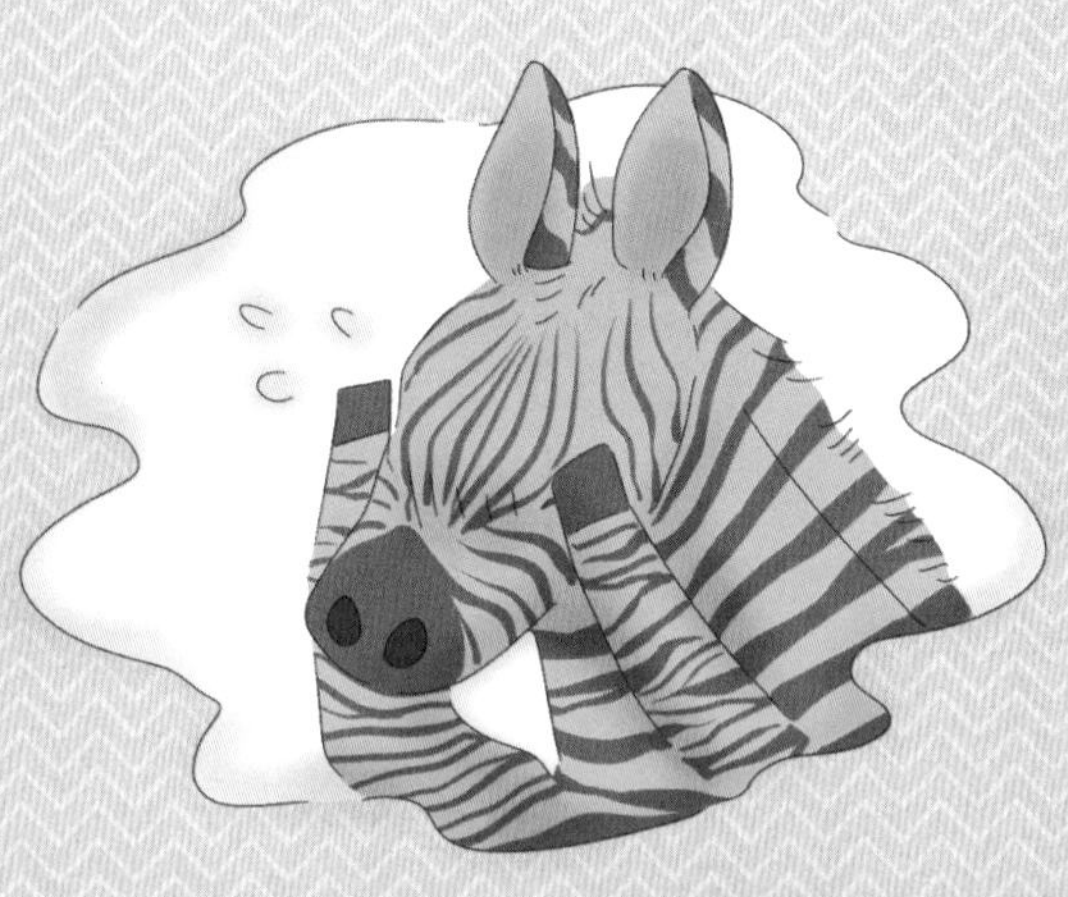

鏡だらけの部屋の謎

ある科学者が実験のために、
上下前後左右すべて鏡の
立方体の部屋を作り、
部屋の中には何も置かずに、
鏡を隙間なく張り合わせて中に入りました。
ピカピカに磨き上げたその鏡の部屋で、
科学者は鏡に
どのように映って見えたか、
わかるかな?

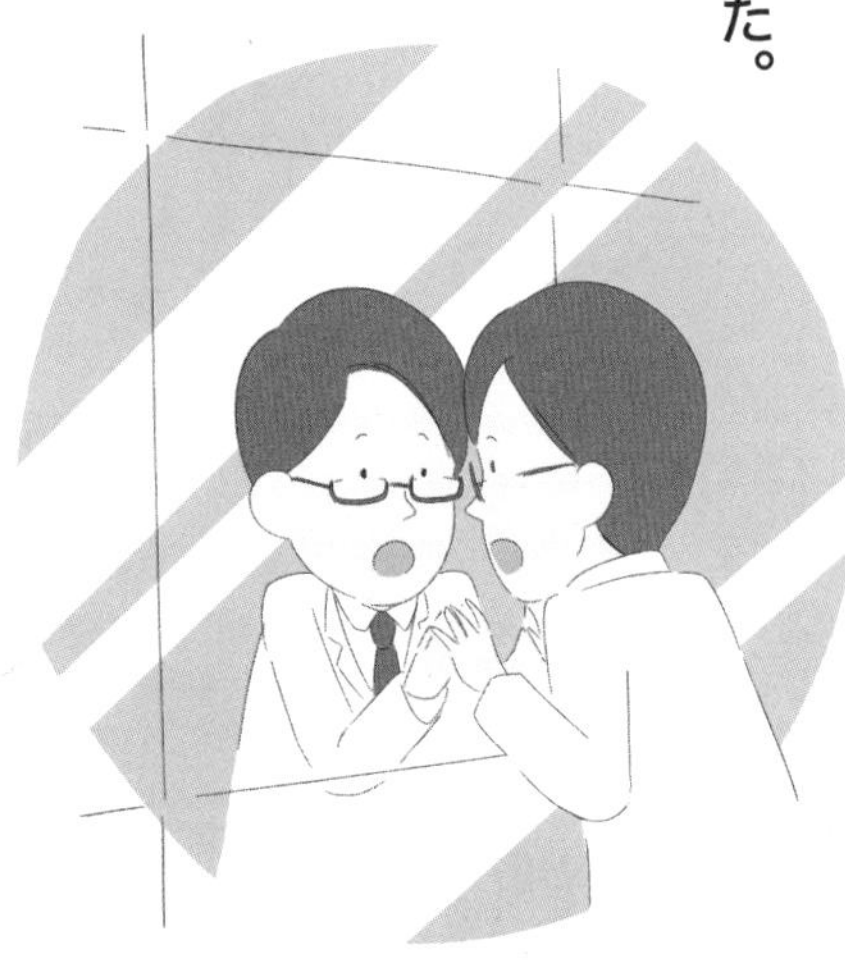

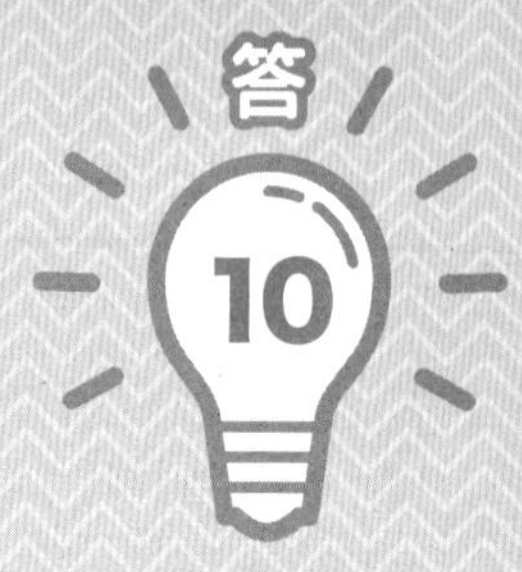

真っ暗で何も見えない

（隙間がまったくない部屋なので光が入らないから）

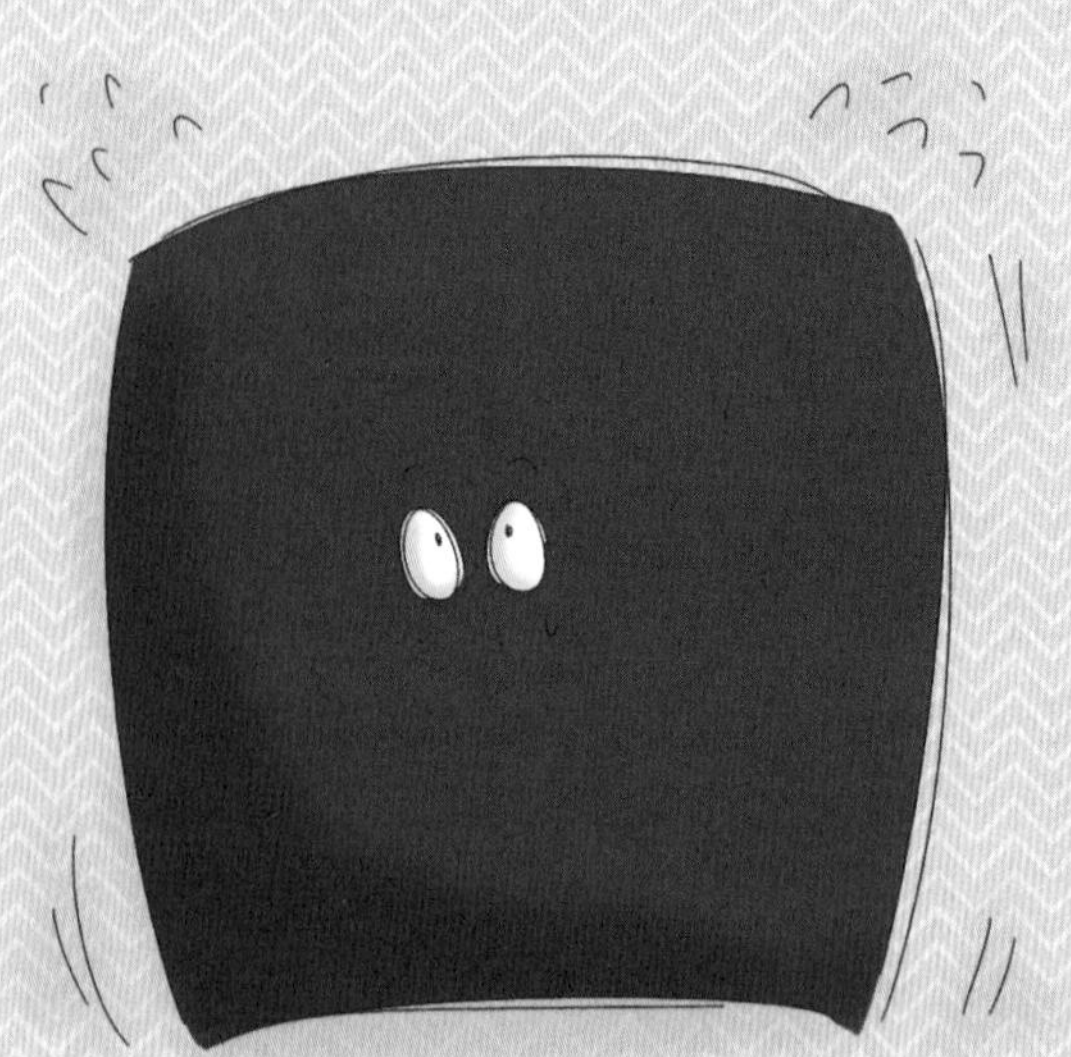

3つの間違い

この問題の中に間違いが3つあるよ。すべて答えられるかな？

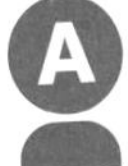

A

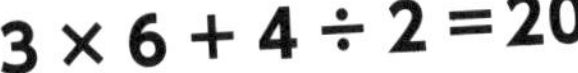

3 × 6 ＋ 4 ÷ 2 ＝20

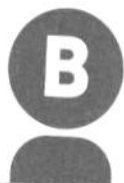

B

1時間＝36000秒

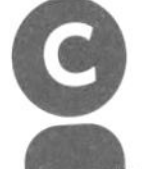

C

1年の12ヶ月のうち
30日ある月は4ヶ月ある

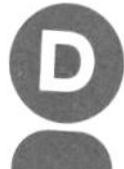

D

日本には
42県2府1都1道がある

Bと Dと問題の文

［1時間は3600秒で、日本は43県2府1都1道。
また、間違いは2つなので、問題も間違っている］

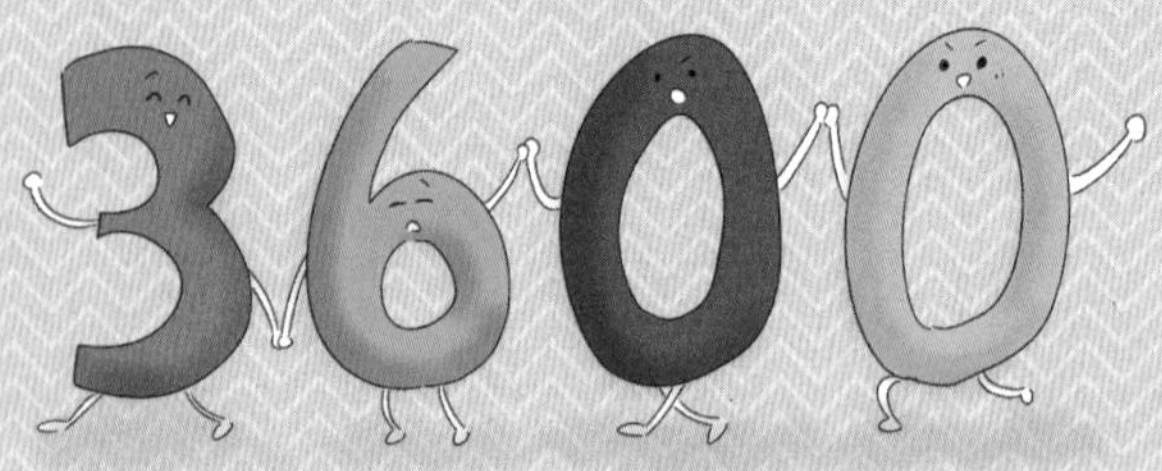

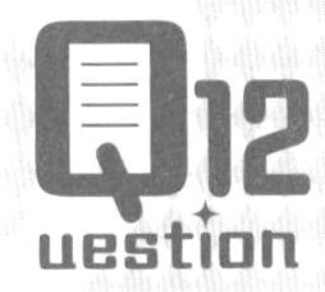

連続とんち問題に挑戦

ここでまた、いくつかのとんち問題を連続で考えてみよう！

ガラスのコップに、
いったん入ったら、
二度と元に戻らないものは何かな？

2

氷が解けると水になり、
ロウソクが溶けるとロウになります。
では、積もった雪が解けると
何になるかわかるかな？

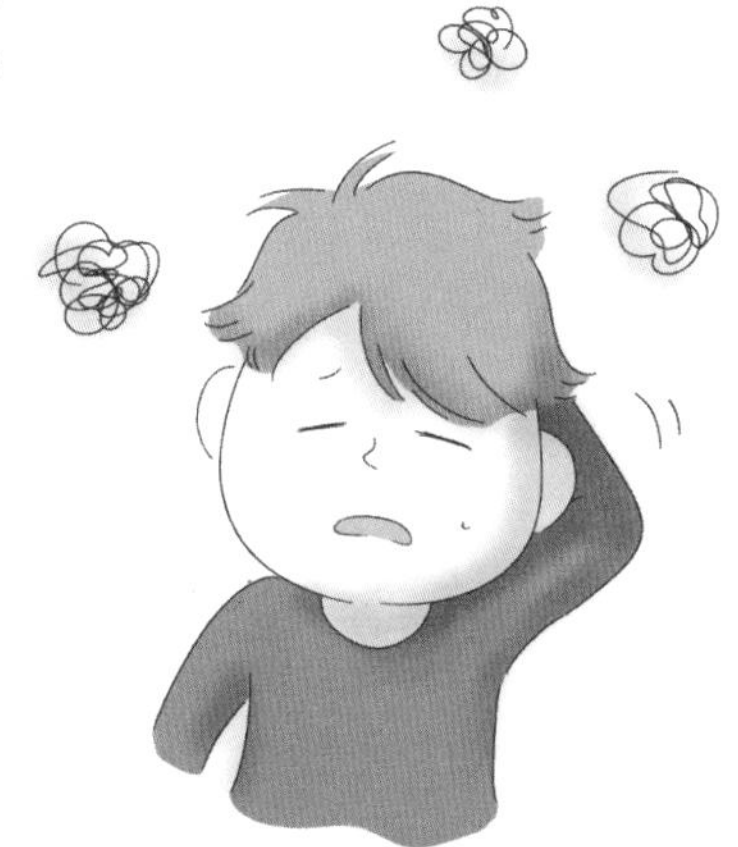

二頭のインド象が川を渡っていた時、
川の真ん中で
一頭が突然止まってしまいました。
なぜでしょう？

4

1枚だけなのに、
切ったり破いたりしないでも
10枚に増やすことができる
紙があります。
どんな紙でしょう？

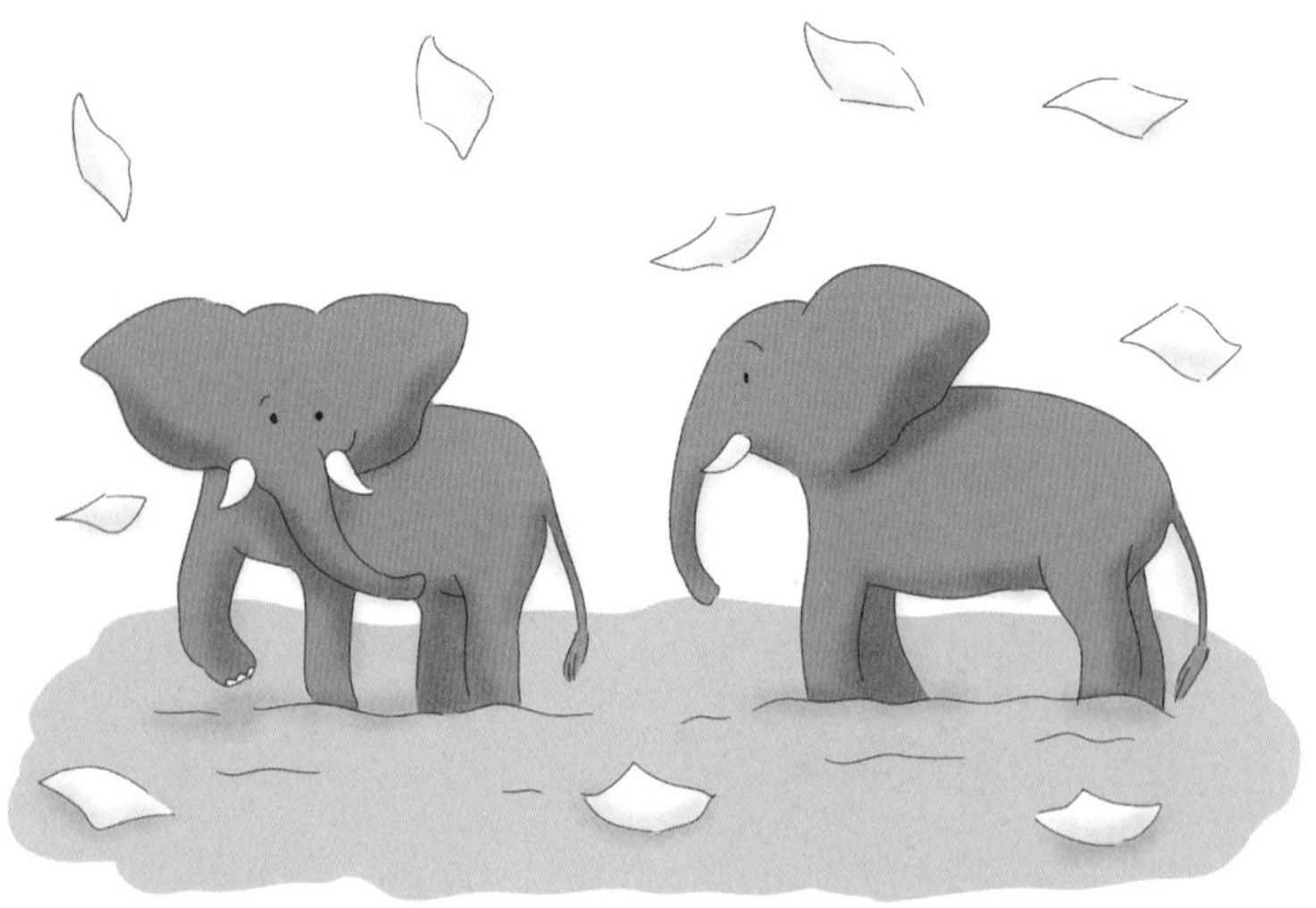

5

ナポレオンは遠征に出る時には必ずズボン吊りをしていたといいます。なぜでしょう？

6

このアメリカのバスはどちらに進むでしょう？

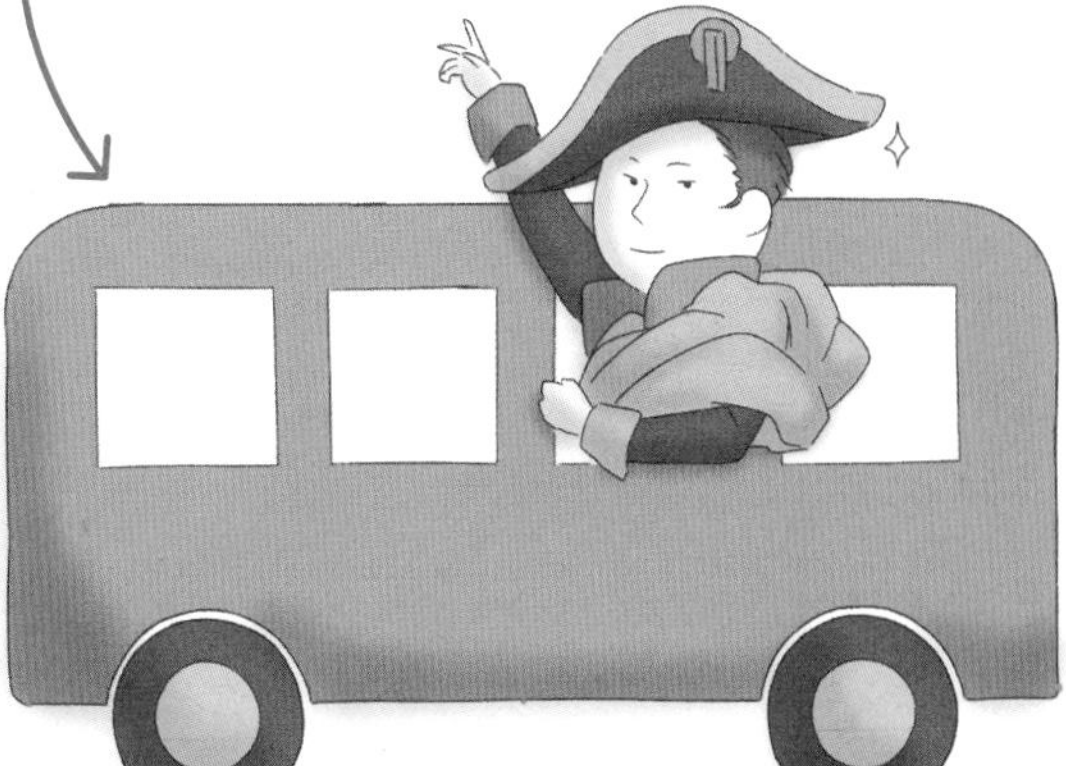

1 ひび

2 春

3 疲れたから

4 一万円札

【両替をすれば千円札が10枚になるから】

5 ズボンが落ちるから

6 左

【こちらは全部が窓で入口は向こう側でアメリカは左側通行だから】

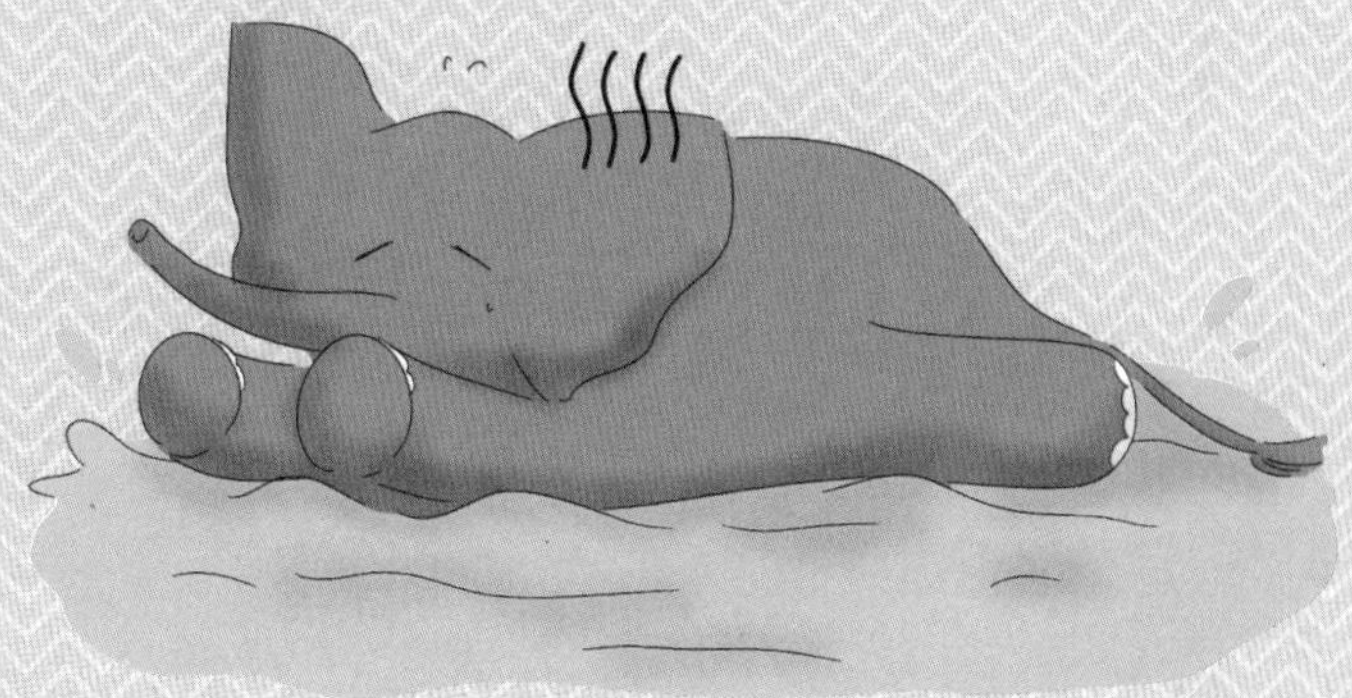

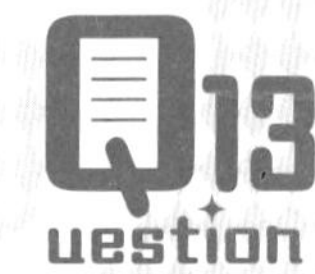

白い豚と黒い豚の謎

白い豚と黒い豚がいます。
どちらの豚も大きさも性格もほとんど同じで、
どちらも健康で食欲も同じぐらいで、
いつも同じような量のエサを与えています。
ところが、**黒い豚の方**が、
白い豚の2倍、エサを食べるんだって。
なぜでしょう?

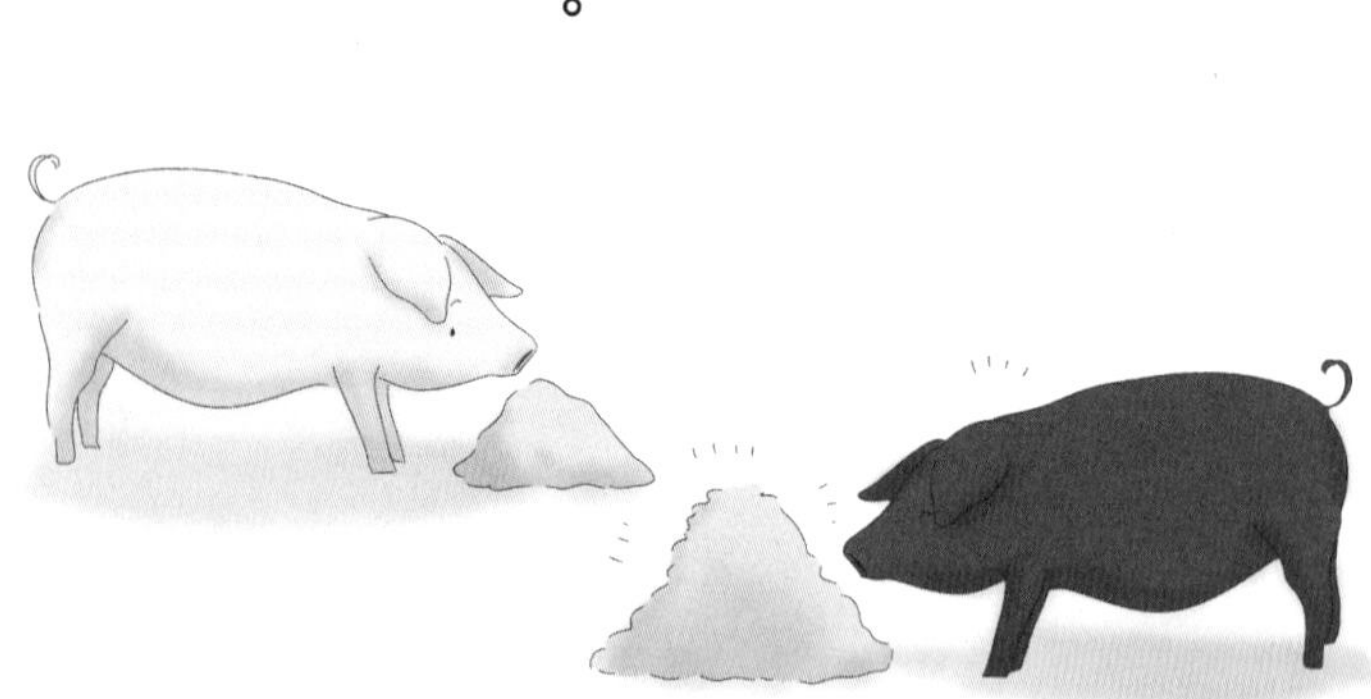

警察官の一家も謎だらけ

がっちりした体格で警察官の**A**は、
両親と姉、妹の5人家族で暮らしています。
ところが、**A**の妹に聞くと
「警察官の兄はいない」と言います。
妹が嘘をついていないとすれば、
どういうことなのかな？

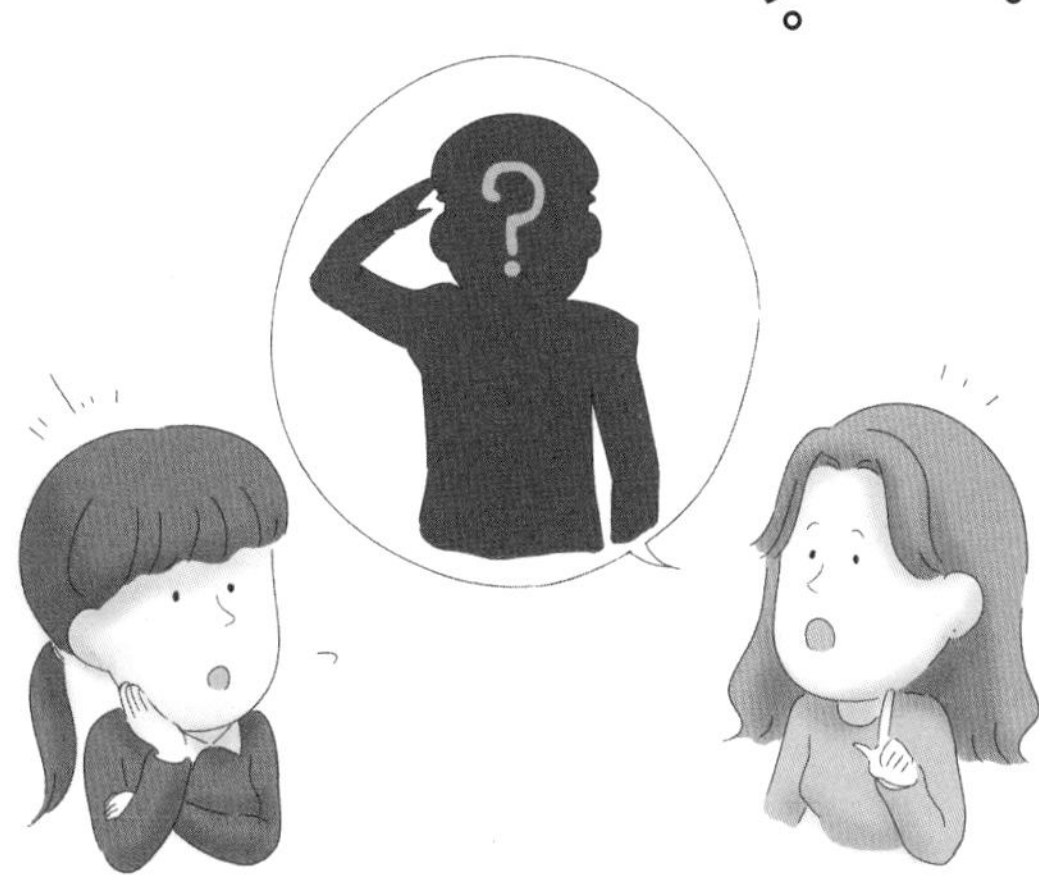

黒い豚の方が白い豚の2倍いたから

［問題では豚の数には触れていない］

警察官のAは女性だから

［問題に「がっちりした体格」と書いてあるが性別には触れていない］

三毛猫はどうなった

猫は死んだら化けて出るといいますが、
ヒロコさんが飼っている
ちょっと大型の三毛猫は、
魚が大好きで、ある時、**なんと**
サンマを3匹、アジを2匹、
イワシを3匹、
さらに**サバを1匹**
食べてしまいました。
その猫は、どうなったでしょう?

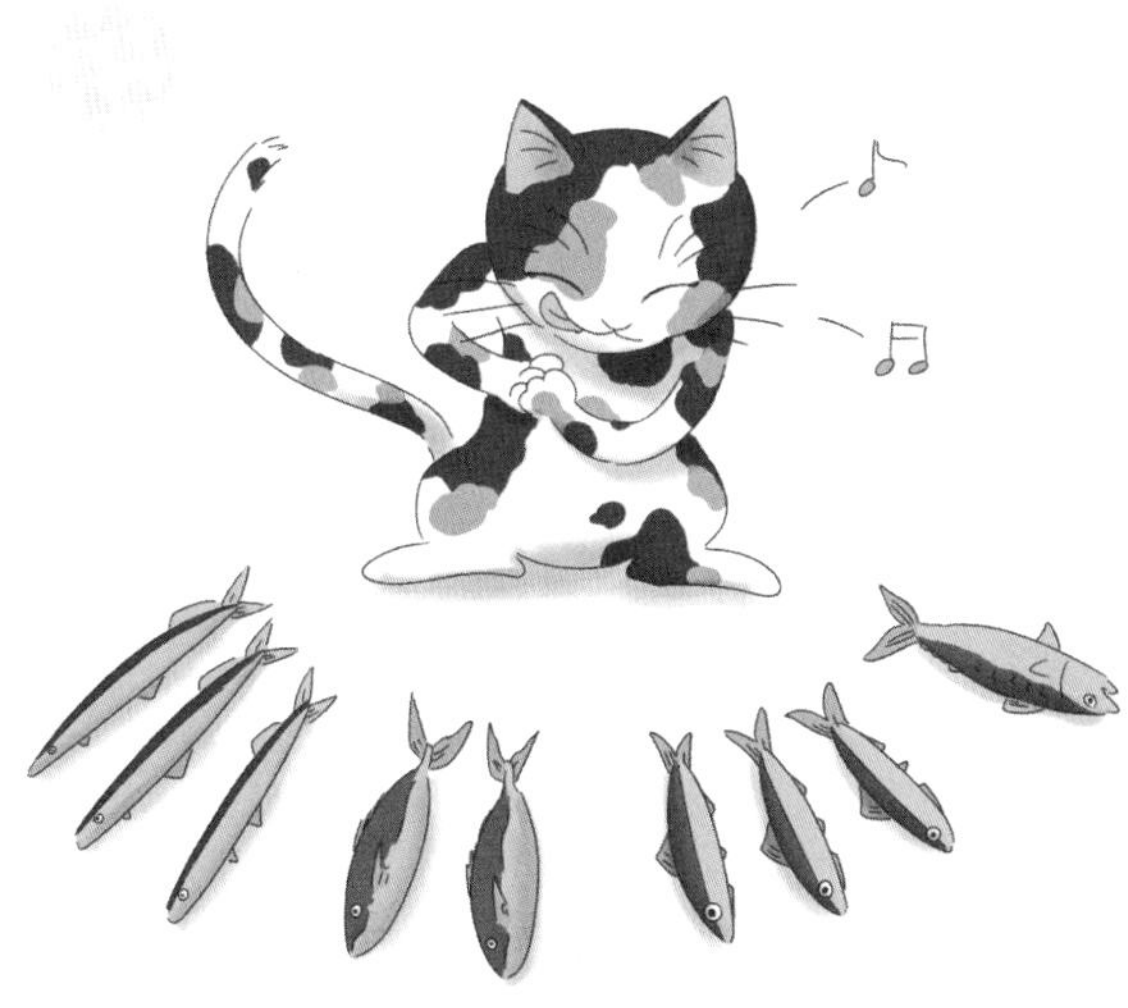

お腹がいっぱいになった

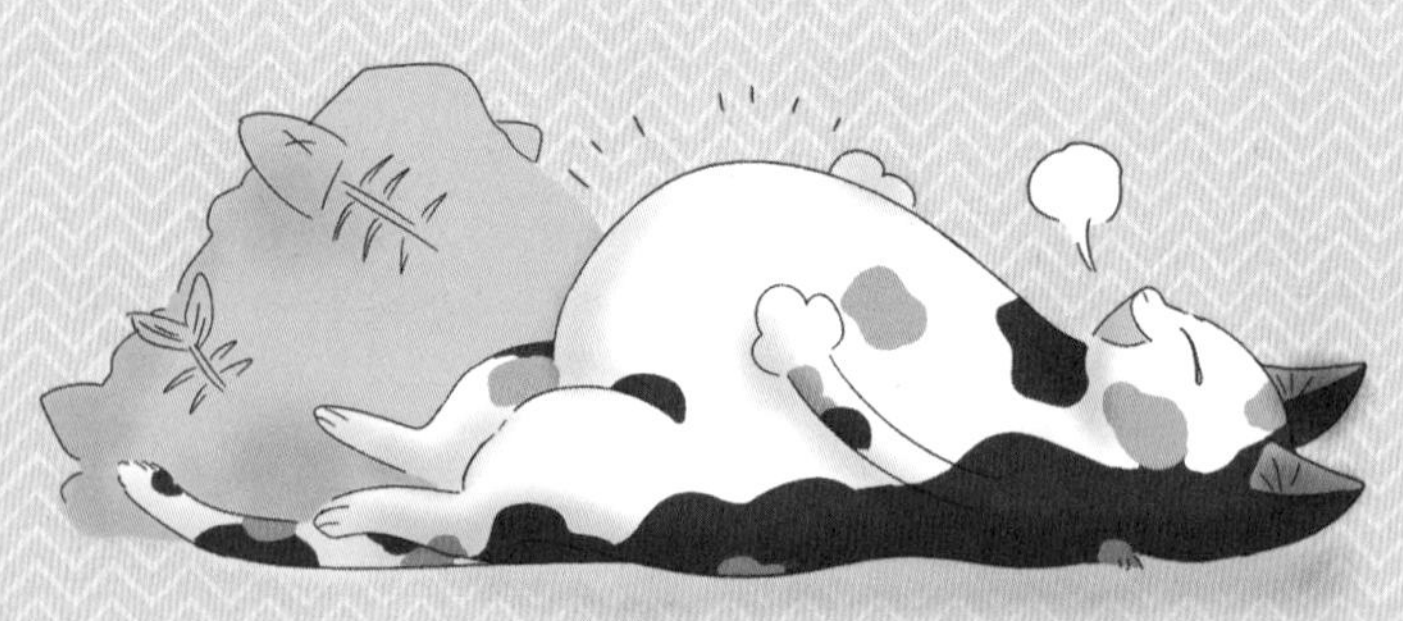

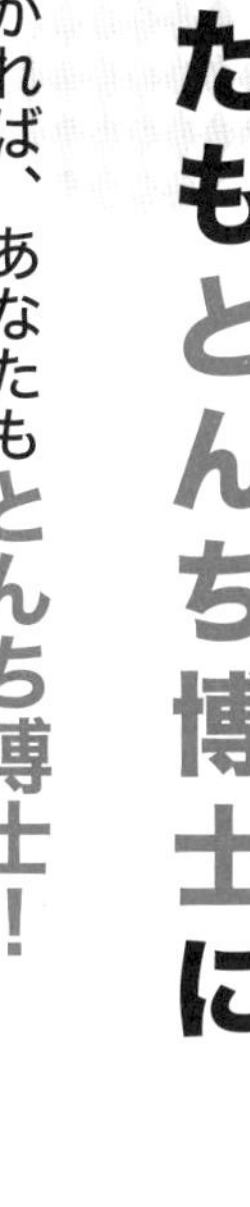

あなたもとんち博士に

これがわかれば、あなたもとんち博士！

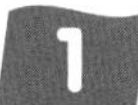

フランスで行われた
スポーツの国際大会のある競技で、
「勝った、勝った！」と、
ある国の人たちが喜んでいます。
いったい、どこの国の
人たちでしょう？

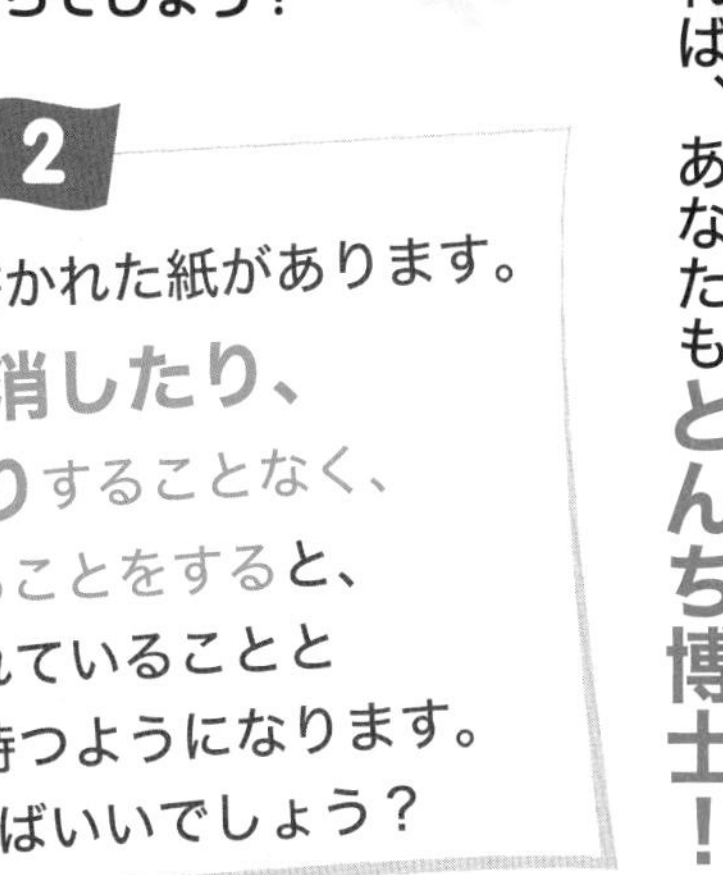

2

「いいえ」と書かれた紙があります。
これを**消したり、**
直したりすることなく、
紙にあることをすると、
書かれていることと
逆の意味を持つようになります。
どうすればいいでしょう？

1 日本人

［「勝った、勝った！」というのは日本語だから］

2 燃やす

［燃やせば、はい（灰）になるから］

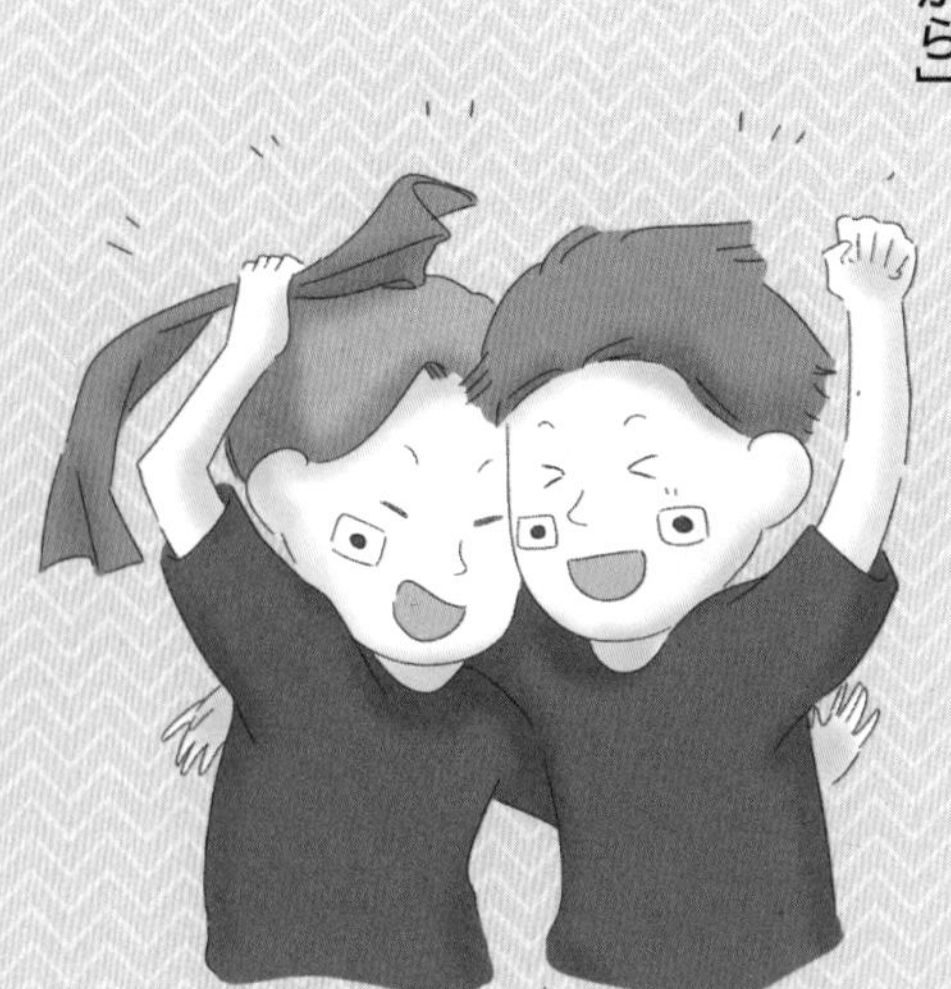

謎の洞窟探検

ある探検隊が、謎の生き物が住んでいると言われている洞窟に入ろうとしたところ、入口には中に入っていく人たちの**足跡**がいくつもありました。

すると、探検隊のリーダーは突然、
「この中に入るのはやめよう」と言い出しました。

なぜ彼はそんなことを言い出したのでしょう?

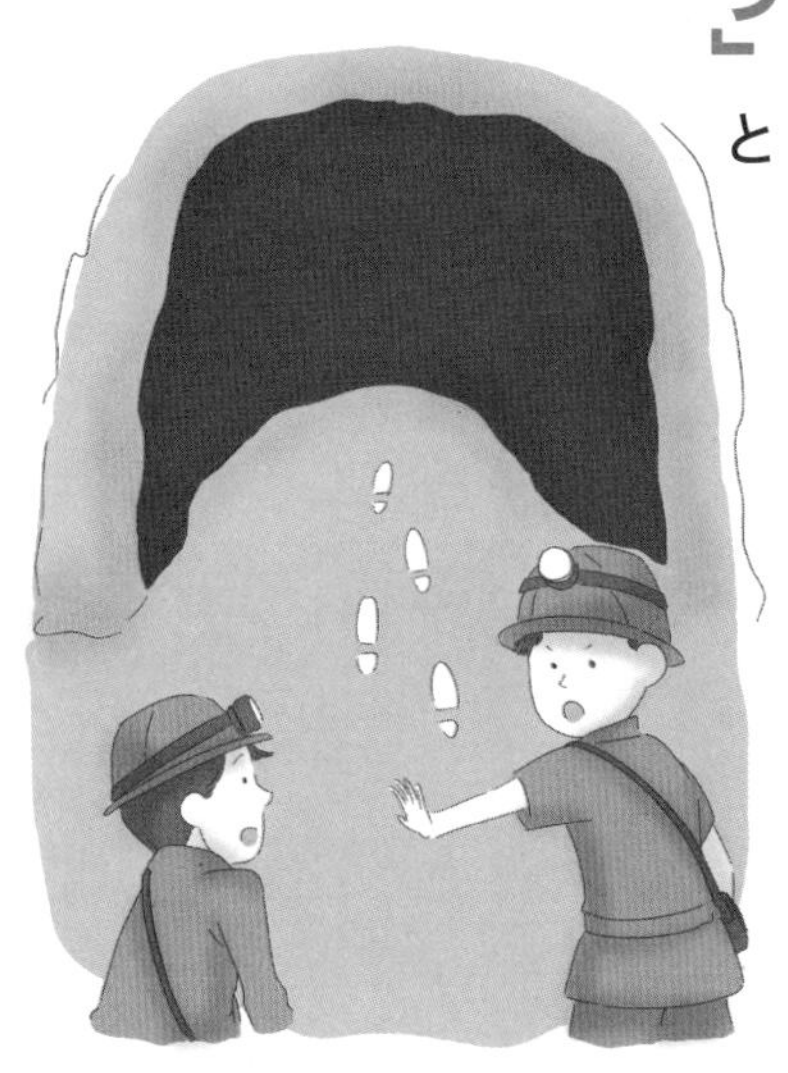

入っていく人たちの足跡はあったが、出てくる人たちの足跡がなかったので危険だと思ったから

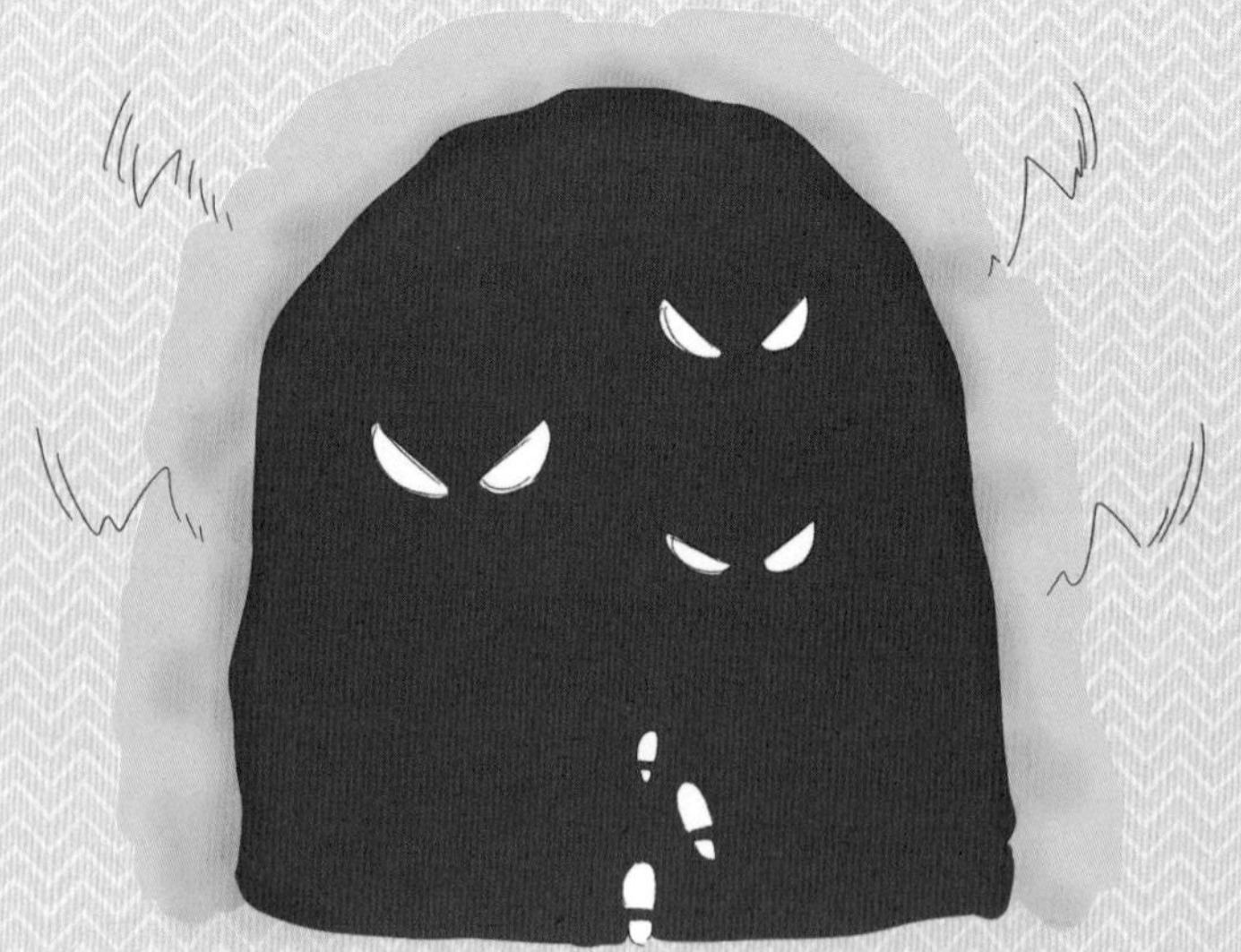

Chapter3

日本の地理歴史クイズ

日本の地理や歴史について、

あらためて確認しながらクイズを楽しもう！

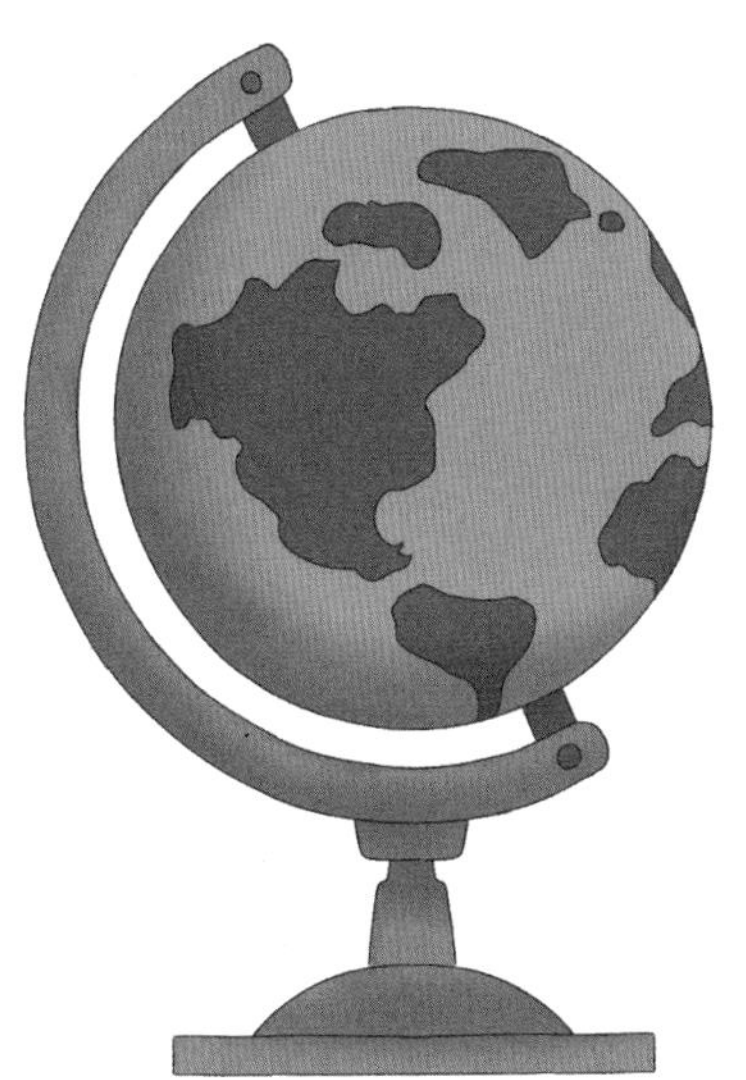

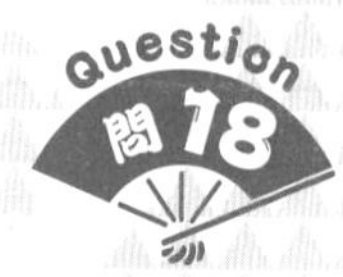

このシルエットは何県

次のシルエットで表されているのは日本のどこの都道府県かわかるかな？

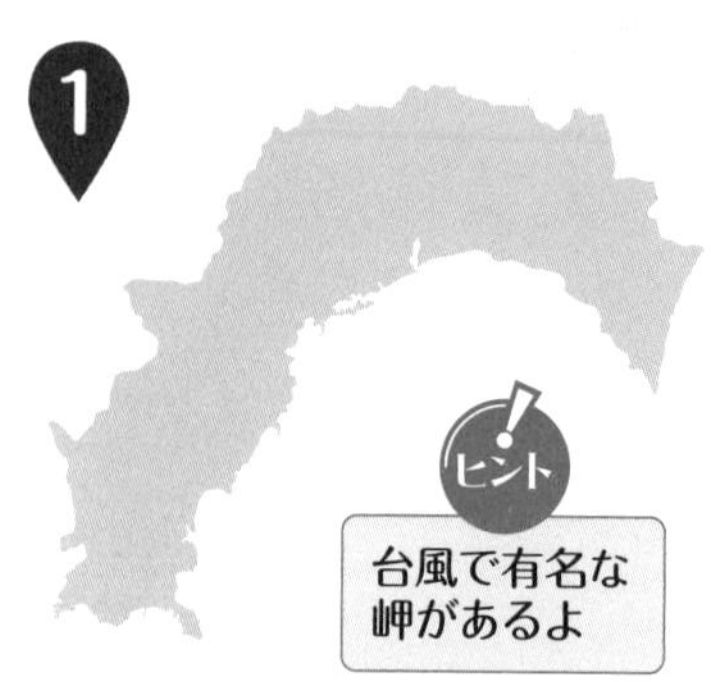

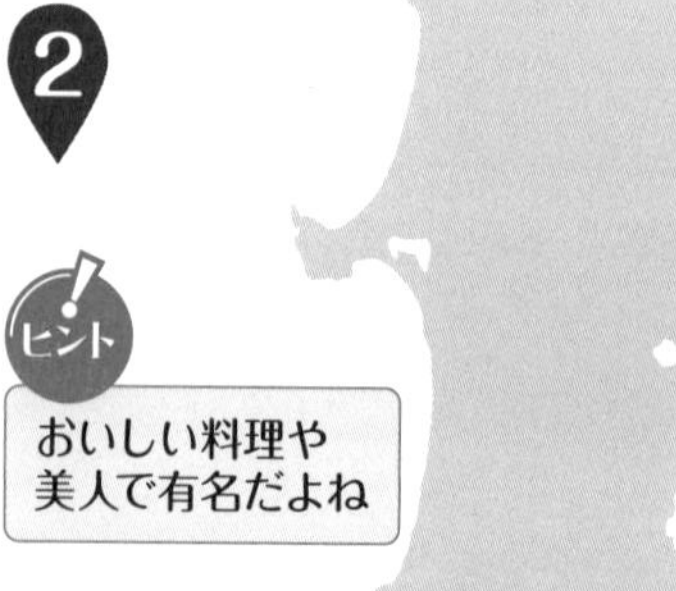

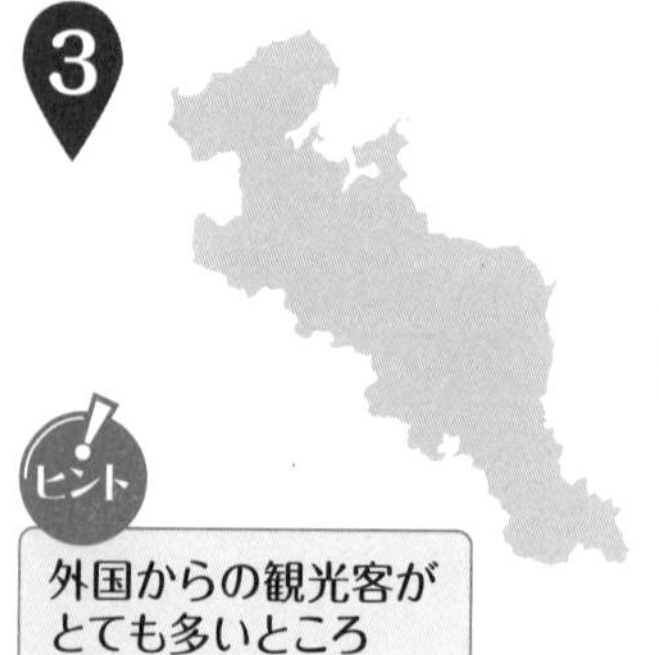

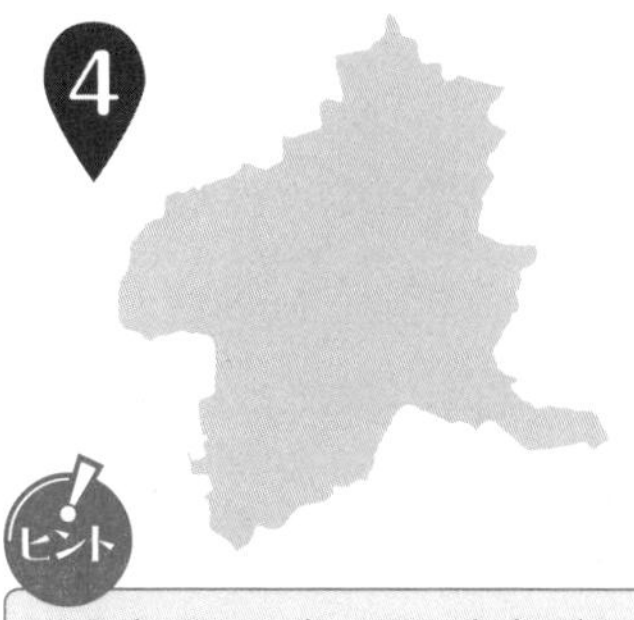

4

ヒント かかあ天下と空っ風で有名だね

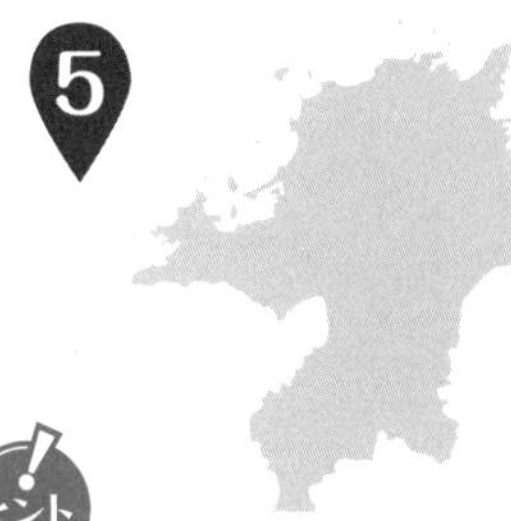

5

ヒント ここのラーメンが好きな人は多い

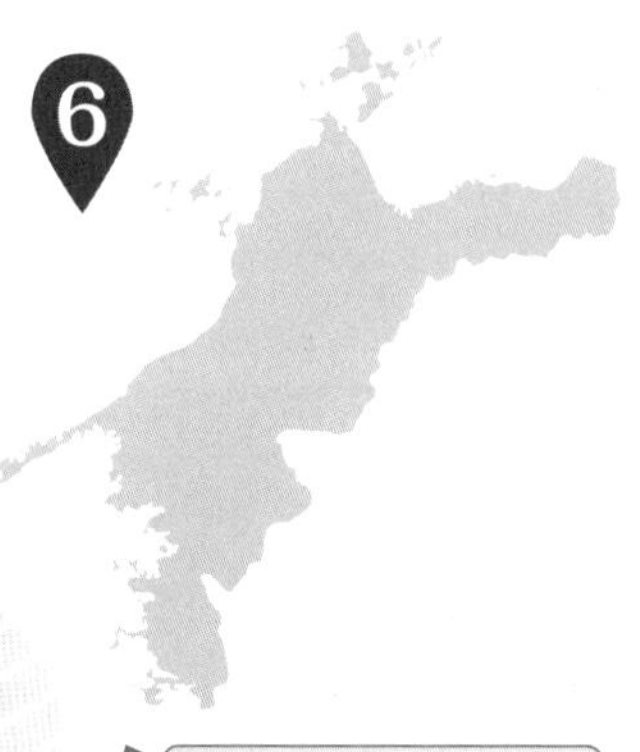

6

ヒント みかんが美味しいし
有名な温泉がある

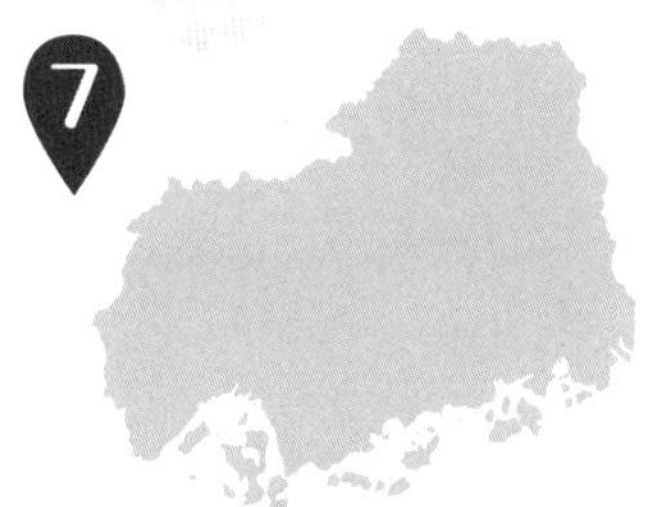

7

ヒント 決して忘れちゃ
いけない出来事が
あったところ

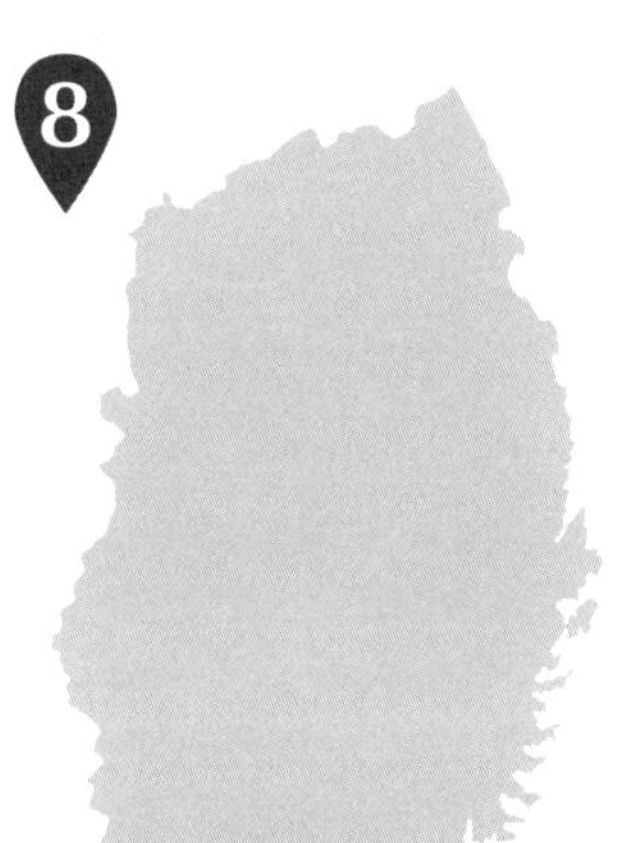

8

ヒント 有名な物語や
童話作家はここで
生まれたんだよね

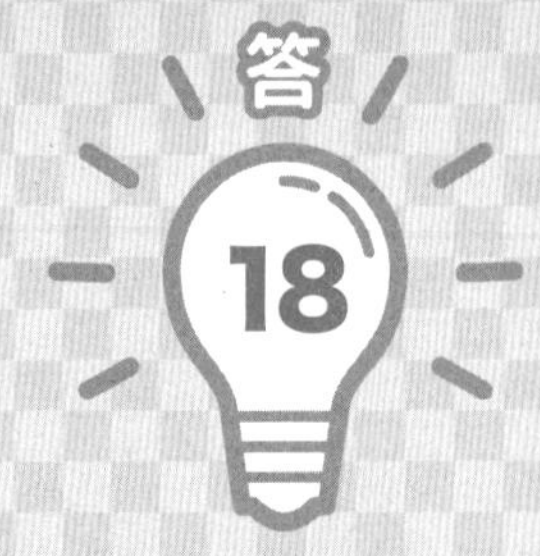

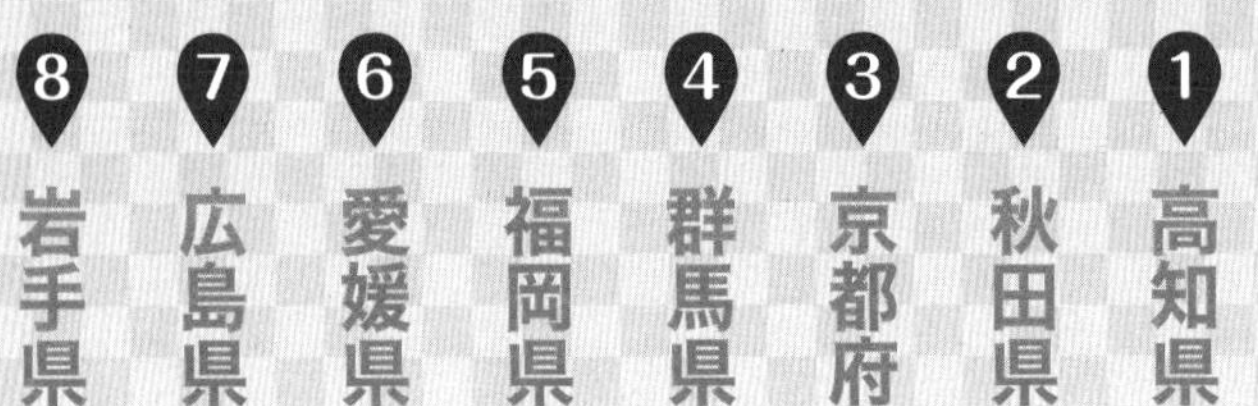

1 高知県
2 秋田県
3 京都府
4 群馬県
5 福岡県
6 愛媛県
7 広島県
8 岩手県

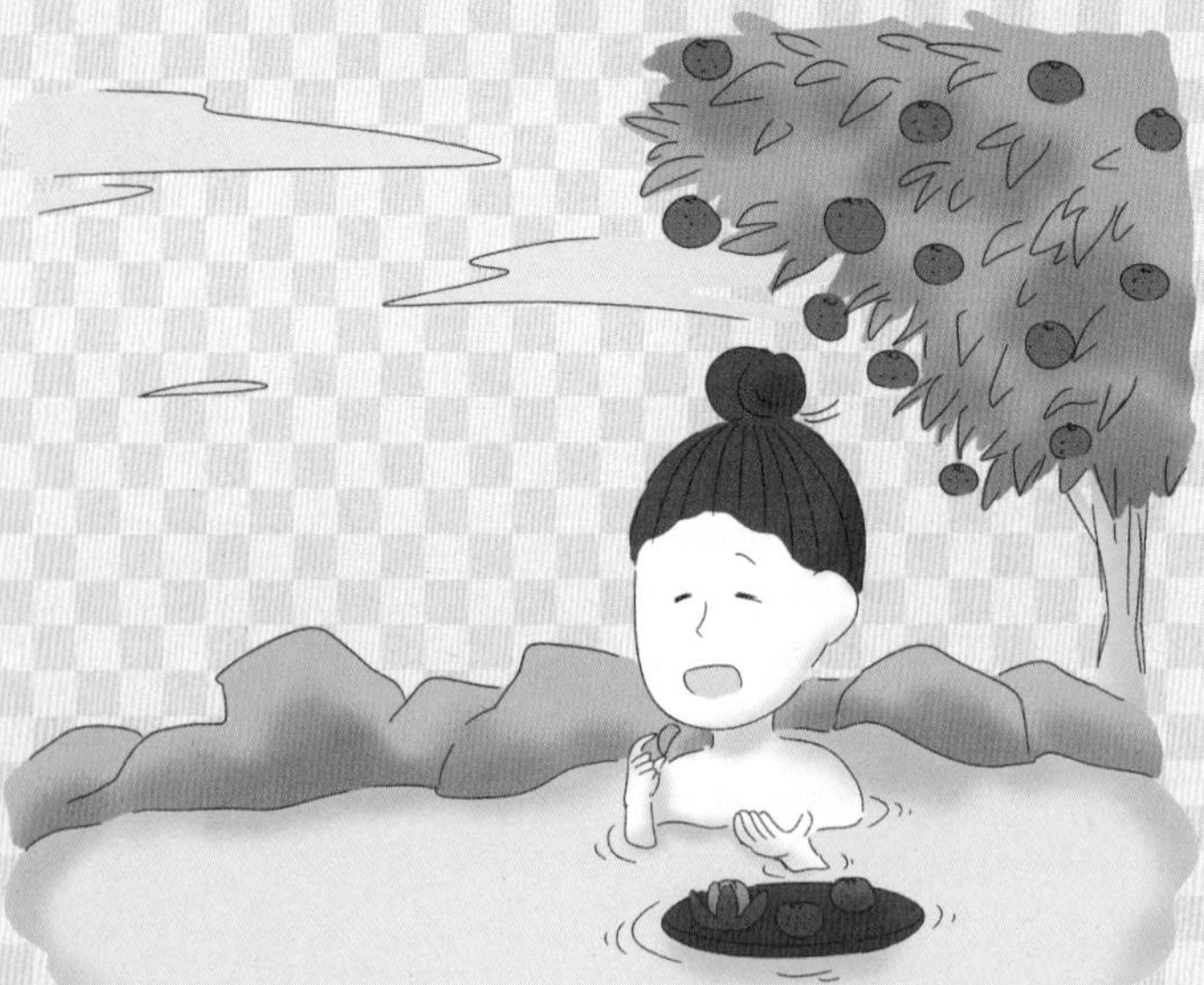

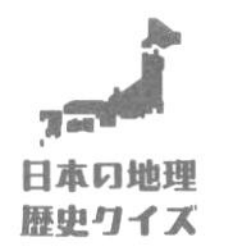

県庁所在地はどこだ

日本には県庁所在地の市が、県名と違うところがいくつもあるけど、次の県の**県庁所在地**はどこか、わかるかな？

①岩手県
②宮城県
③茨城県
④群馬県
⑤山梨県
⑥三重県
⑦滋賀県
⑧島根県
⑨愛媛県
⑩沖縄県

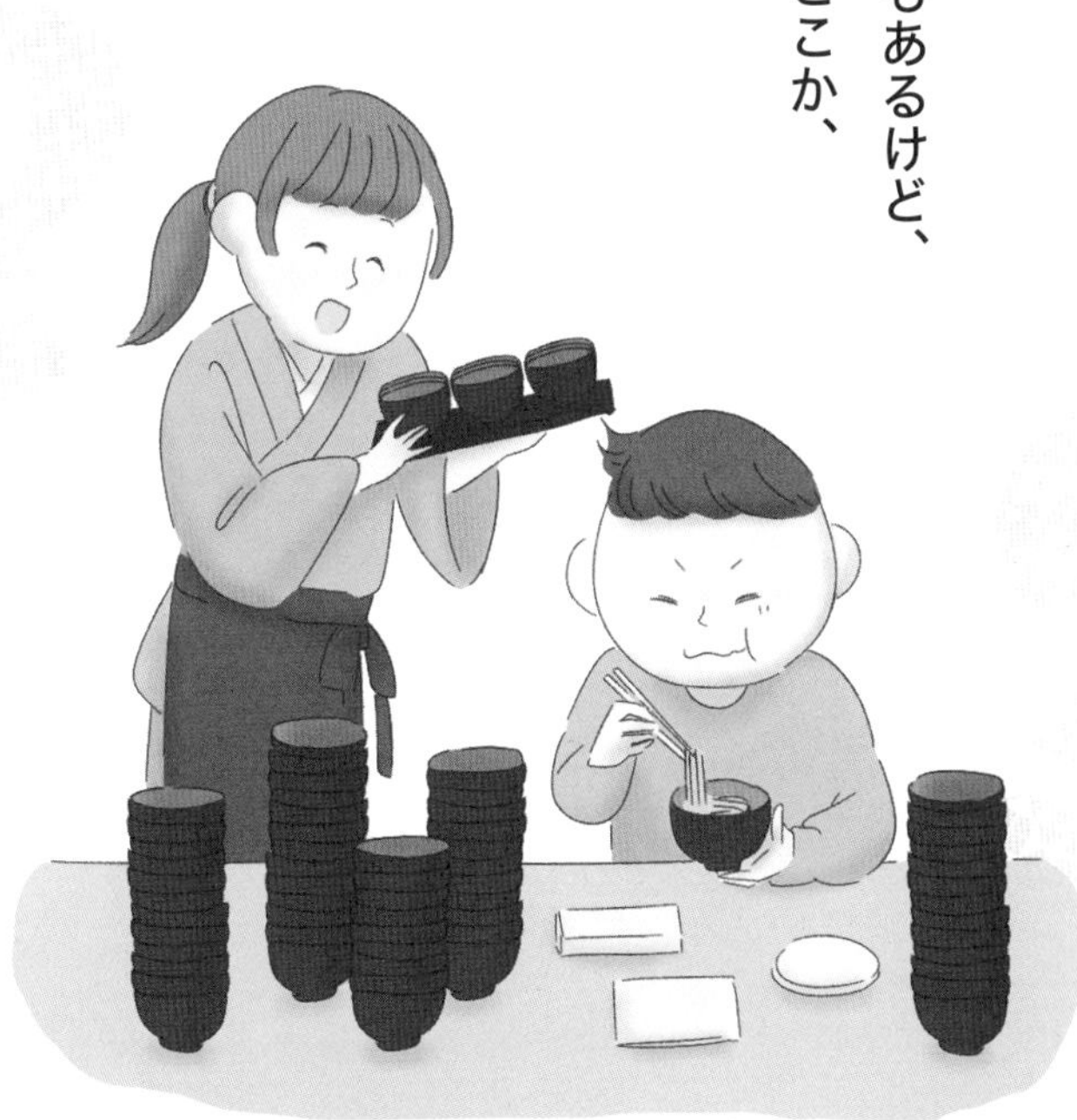

答 19

① 盛岡市【岩手県】
② 仙台市【宮城県】
③ 水戸市【茨城県】
④ 前橋市【群馬県】
⑤ 甲府市【山梨県】
⑥ 津市【三重県】
⑦ 大津市【滋賀県】
⑧ 松江市【島根県】
⑨ 松山市【愛媛県】
⑩ 那覇市【沖縄県】

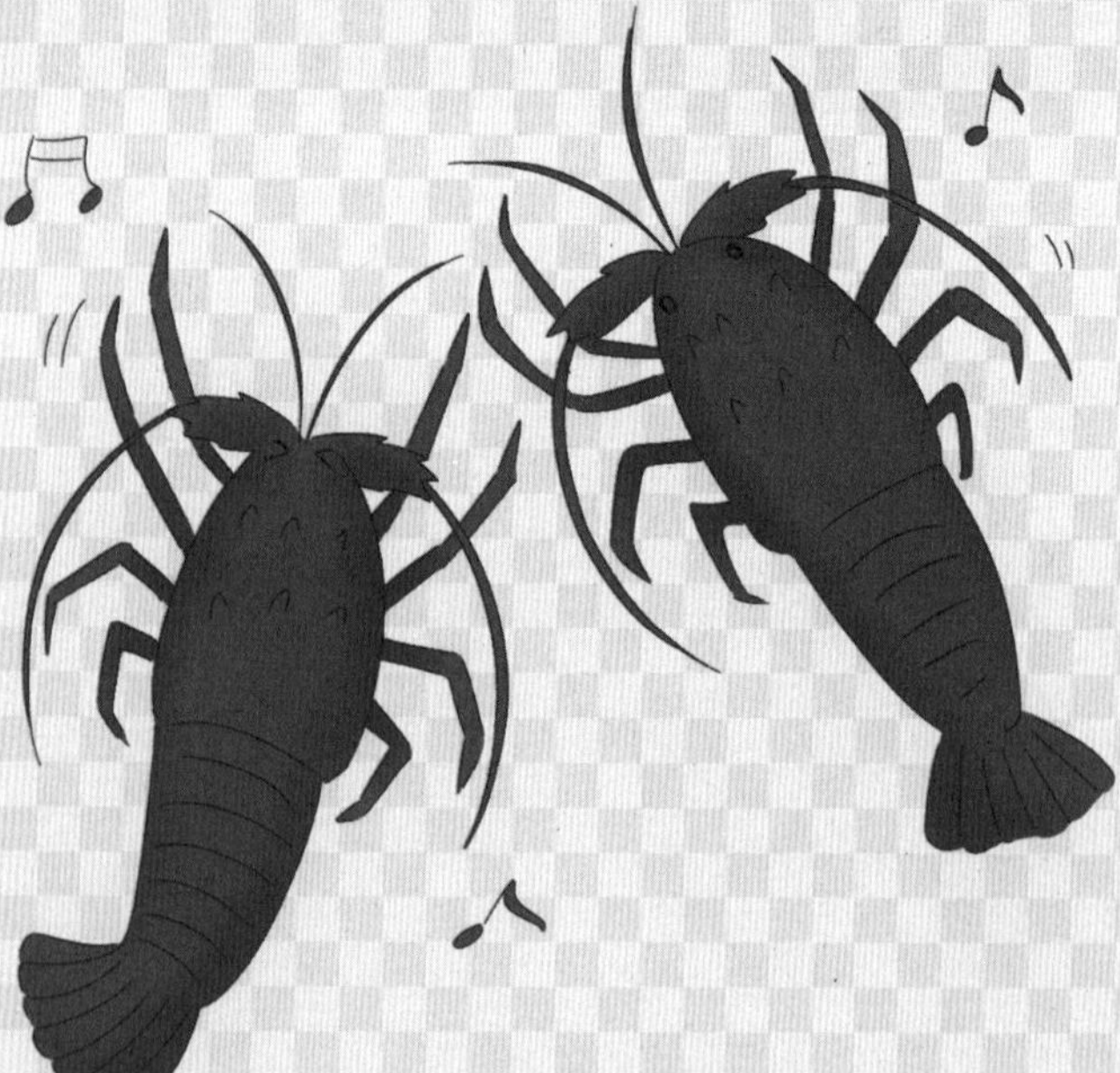

これ本当に正しいのかな・歴史編

ここに書かれているのは、日本の歴史上の**有名な出来事**ばかり。でも、本当に合っているのかどうか……○か×で答えよう！

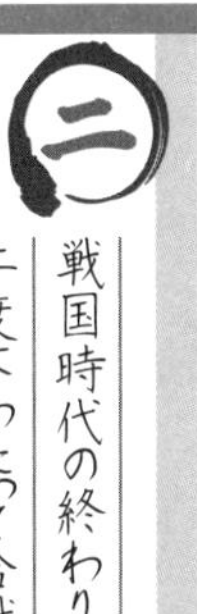

飛鳥時代、用明天皇の第二皇子であり、政治家であった聖徳太子が、叔母である推古天皇の下、制定したのが五箇条の御誓文である

二

戦国時代の終わりを告げた関ケ原の戦いの後、豊臣家と徳川家は二度にわたって合戦をしている。豊臣家が「国家安康」と銘文を入れた鐘を方広寺に納めたことが原因で起きた戦は、大阪夏の陣である

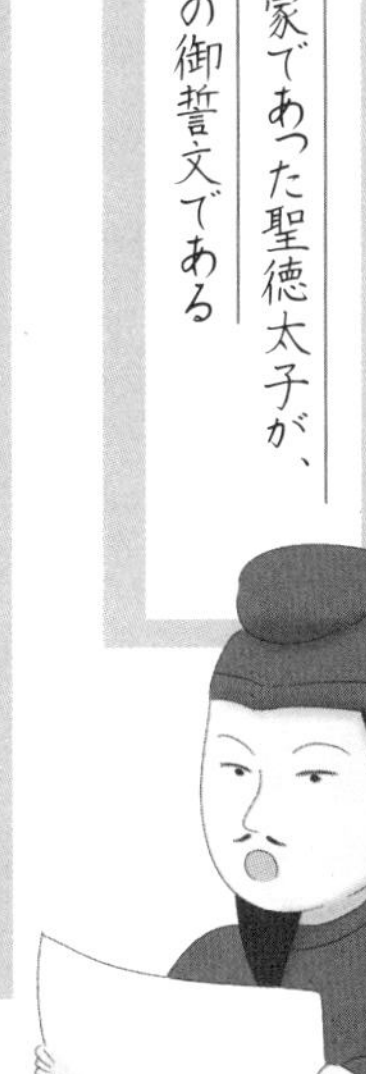

三

大阪夏の陣で終わりを告げた戦国時代は、
室町幕府の後継者争いが原因だった応仁の乱（1467年）から始まった

四

初代将軍・徳川家康から第15代将軍・徳川慶喜まで続いた
江戸時代は約260年間である

五

江戸幕府は長い間、鎖国政策をとっていたが、
1853年、浦賀にペリー提督率いる黒船がやってきて開国を迫り、
翌1854年についに幕府は日米和親条約を結び、開国した。
このペリー提督はイギリス人である

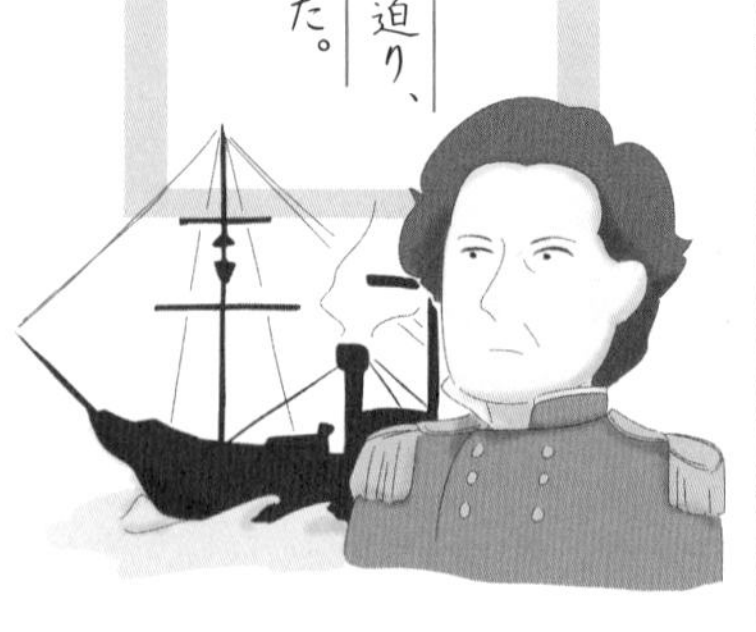

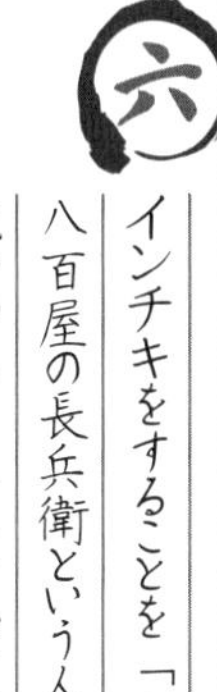

六

インチキをすることを「八百長」と言うが、これは江戸時代に八百屋の長兵衛という人が、店の前にサクラを使ってウロウロさせ、流行っているように見せたところ、「あれはニセモノで、八百屋の長兵衛のやってることはひどい」というところから、インチキを「八百長」と言うようになった

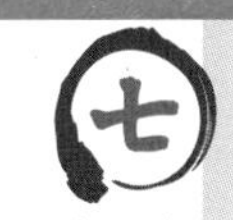

七

大正12年9月1日に発生した関東大震災では190万人が被災し、10万5000人あまりが死亡、あるいは行方不明になったとされている

八

1964年に東京で開催された第18回オリンピックには世界から92ケ国が参加した

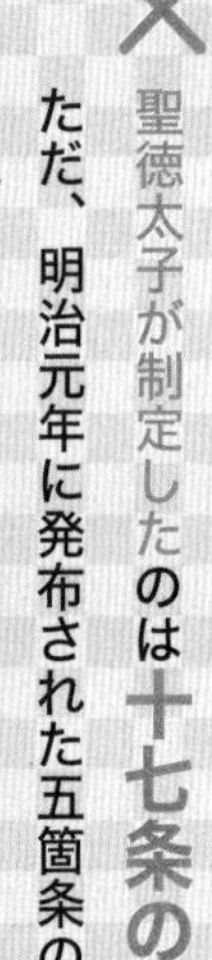

一 ×

聖徳太子が制定したのは**十七条の憲法**である

ただ、明治元年に発布された五箇条の御誓文に、
会議を開いて広く皆の意見を聞くという
十七条の憲法の基本方針は受け継がれている

二 ×

1614年に起き、
徳川家が勝利したのは**「大阪冬の陣」**である

翌1615年の「大坂夏の陣」でも徳川家康が勝利し、
豊臣本家は滅亡する

三 ○

約150年間続いた

四 ○

徳川家康が征夷大将軍として江戸に幕府を開いた
1603年から、大政奉還の1867年まで**約260年**

五

×

マシュー・ペリーという名の
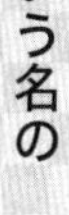
アメリカ合衆国の海軍軍人である

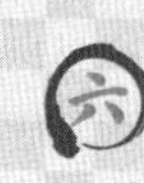
六

×

諸説あるが、明治の初期に八百屋の長兵衛が、お得意さんの相撲の年寄りと碁を打つ時に必ずわざと負けたところ、周りの人から、インチキをすることを「八百長」と言われるようになった

七

○

ちなみに死者が約6400名に及ぶ阪神淡路大震災や、死者・行方不明者が1万9000人もの東日本大震災に比較しても、その規模の大きさには驚くばかりだ。特に、火災による焼死者が多かったという

八

×

94の国と地域が参加した

ちなみに2021年に東京で行われた第32回オリンピックには、倍以上の205の国と地域が参加した

これ本当に正しいのかな・地理編

これは日本の地理に関わるベストワンについて書かれていることだけど、果たして○か×か、どっちかな？

1 日本の国立公園の中でもっとも広いのは、大雪山国立公園である

2 日本で一番、市の数が多いのは北海道である

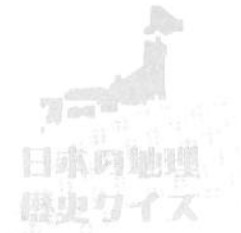

3

日本の最東端に位置するのは、北方4島を除くと、北海道の納沙布岬である

4

日本でもっとも面積の小さい都道府県は、大阪府である

5

日本で人口が一番多いのは東京都だが、一番少ないのは鳥取県である

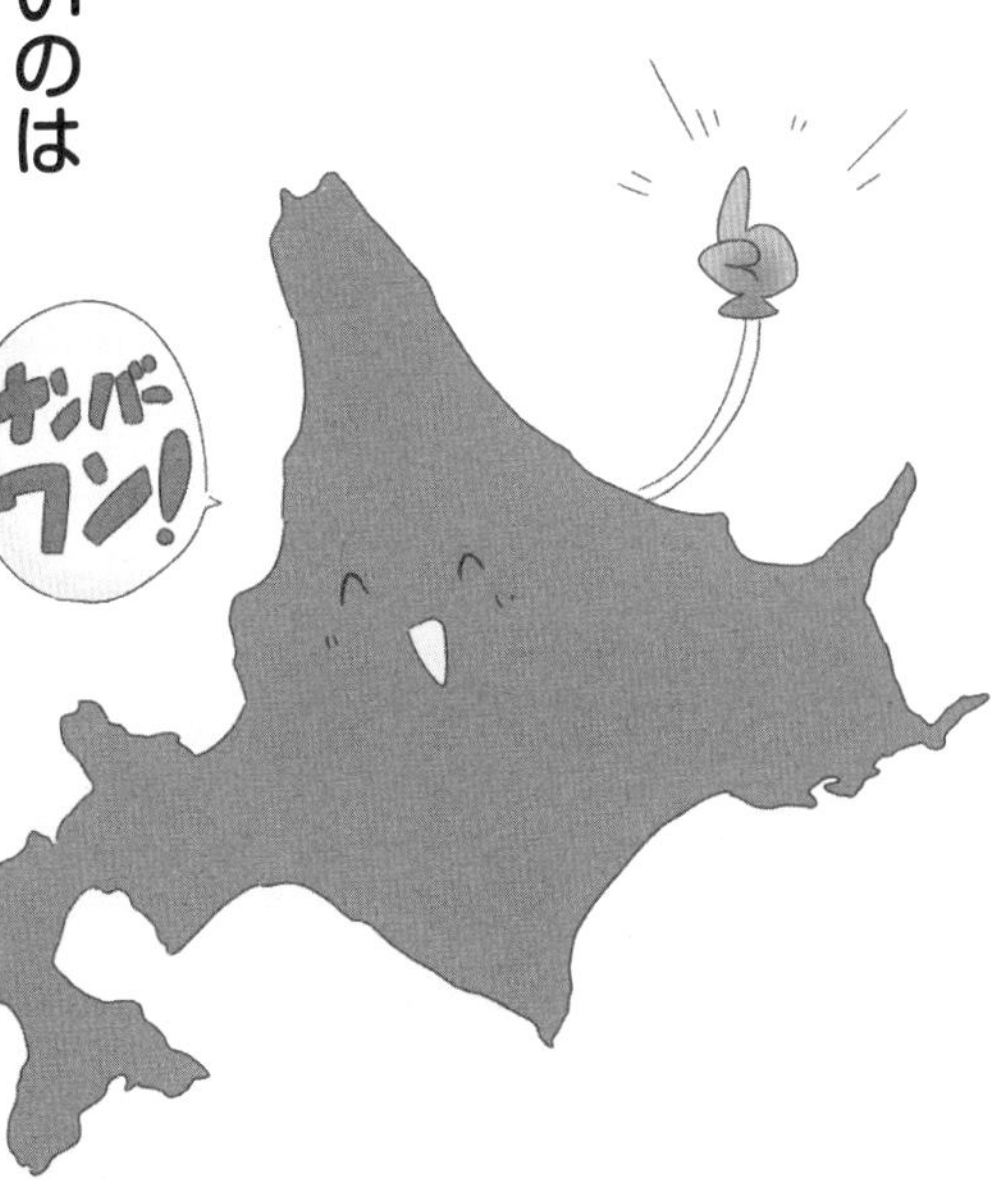

答

21

1 ○ 約2，270㎢の広さを持つ

2位は磐梯朝日国立公園で約1，864㎢である

2 × 1位は埼玉県の40市、（指定都市含む）

2位が愛知県で3位は千葉県、北海道は4位

ちなみに町村の数で北海道が1位である

（2020年調べ）

3 × 東京都小笠原村の南鳥島である

東経153度59分で、東経145度49分の納沙布岬よりも、

かなり東にあるが、一般人は立ち入り禁止である

4 × 大阪府は1，905㎢で2位

もっとも狭いのは1，877㎢の香川県。3位は東京都である

5 ○ 2位は島根県で、3位は高知県

ちなみに多い2位は神奈川県、3位が大阪府だ

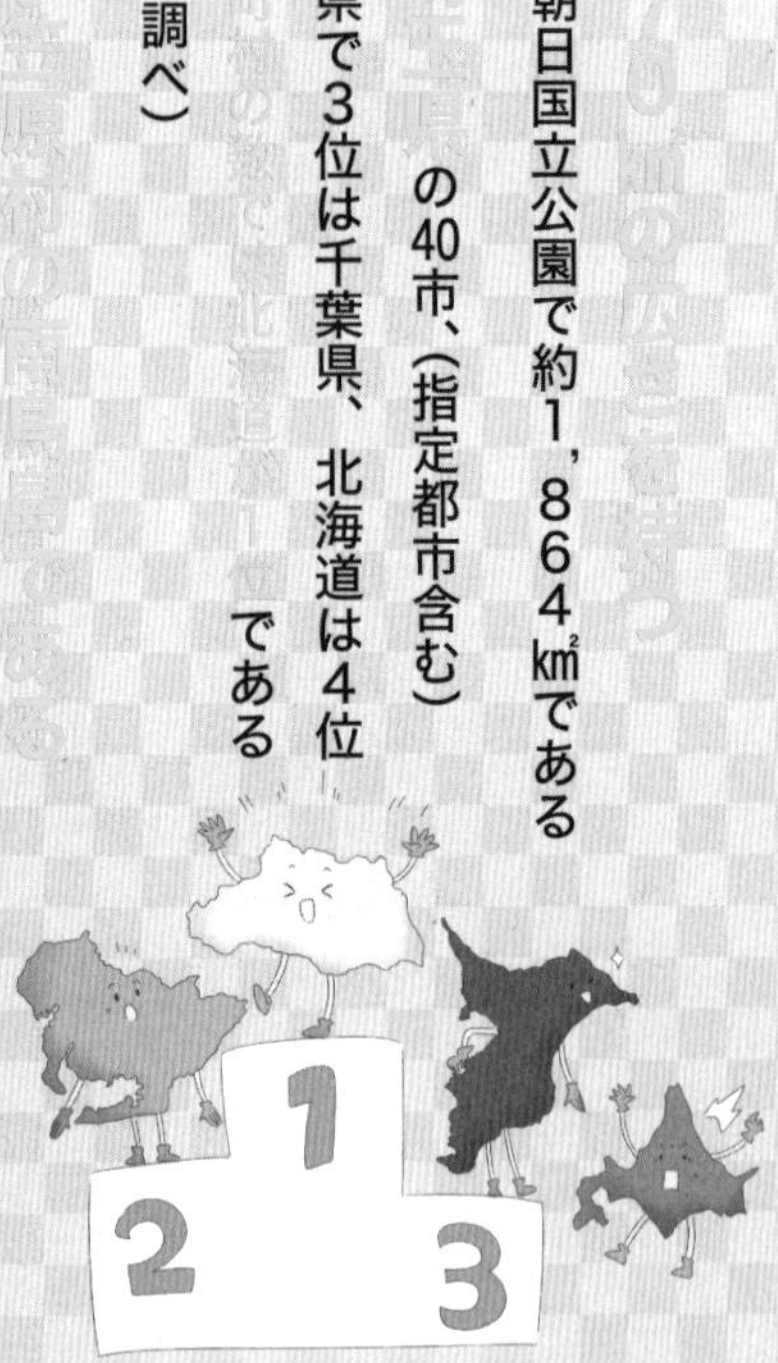

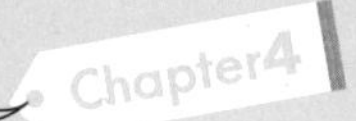

チャレンジクイズ

頭で考えるだけじゃなく、実際にやってみて
初めてわかることもあるんだよね。
何事も、チャレンジ精神は大事だよ。
さぁ、まずはやってみよう！

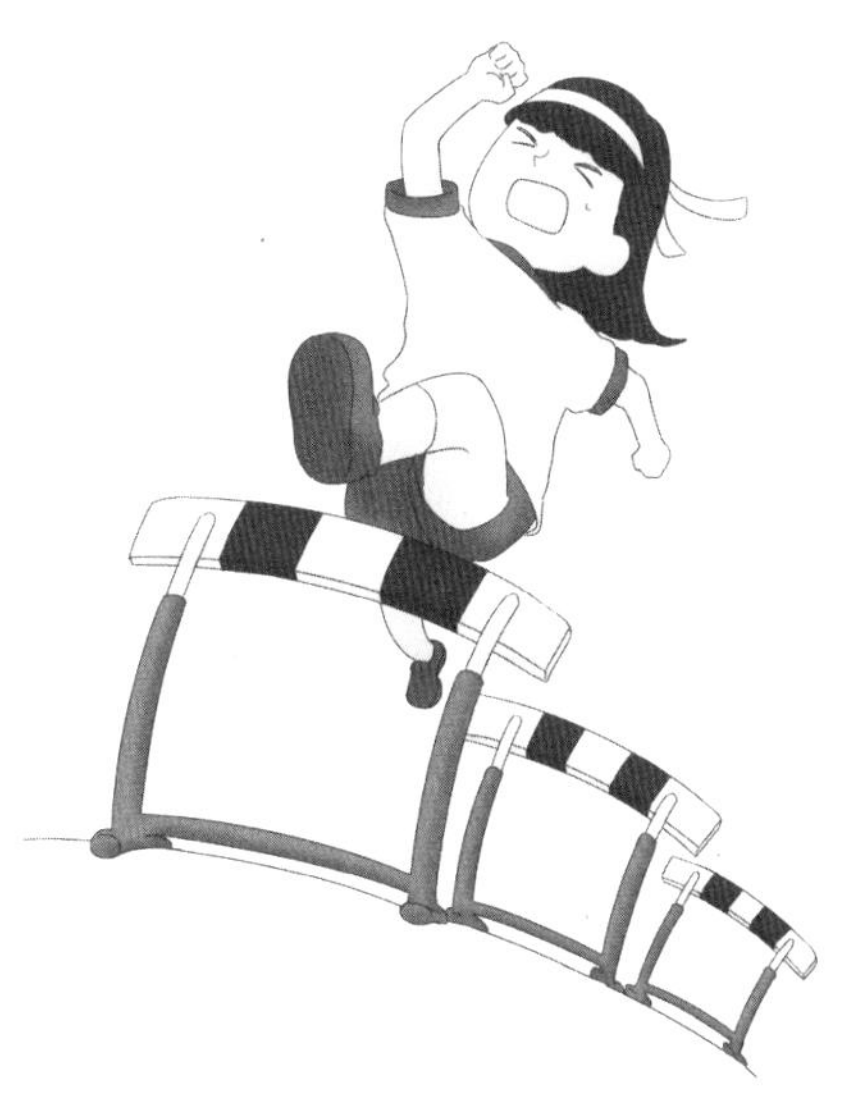

展開図と立方体の関係

まずは展開図を考えてみよう！

この展開図を組み立てると、次のどの立方体になるかな？

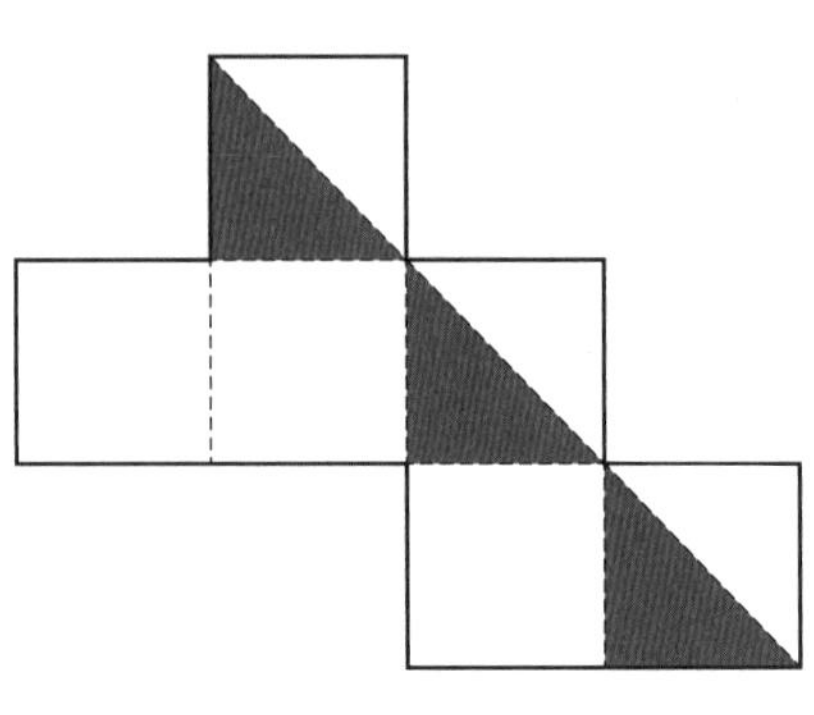

A

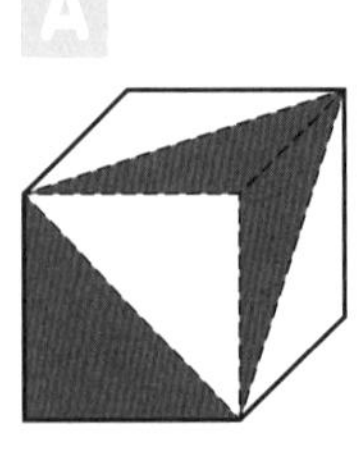

B

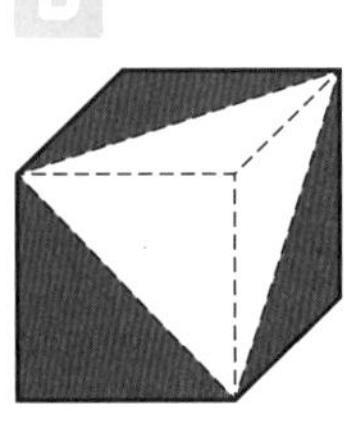

C

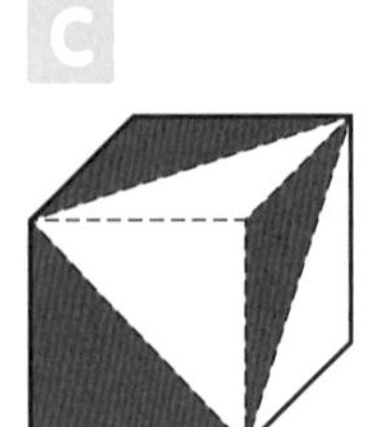

D

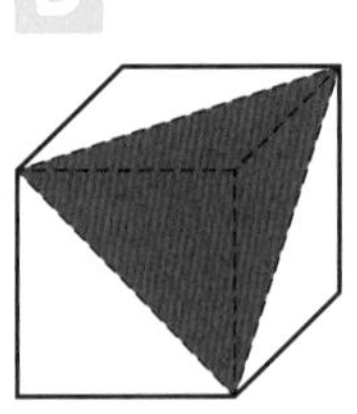

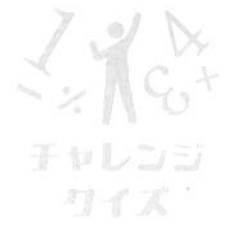

では、この立方体になるのは、どの展開図だろう？

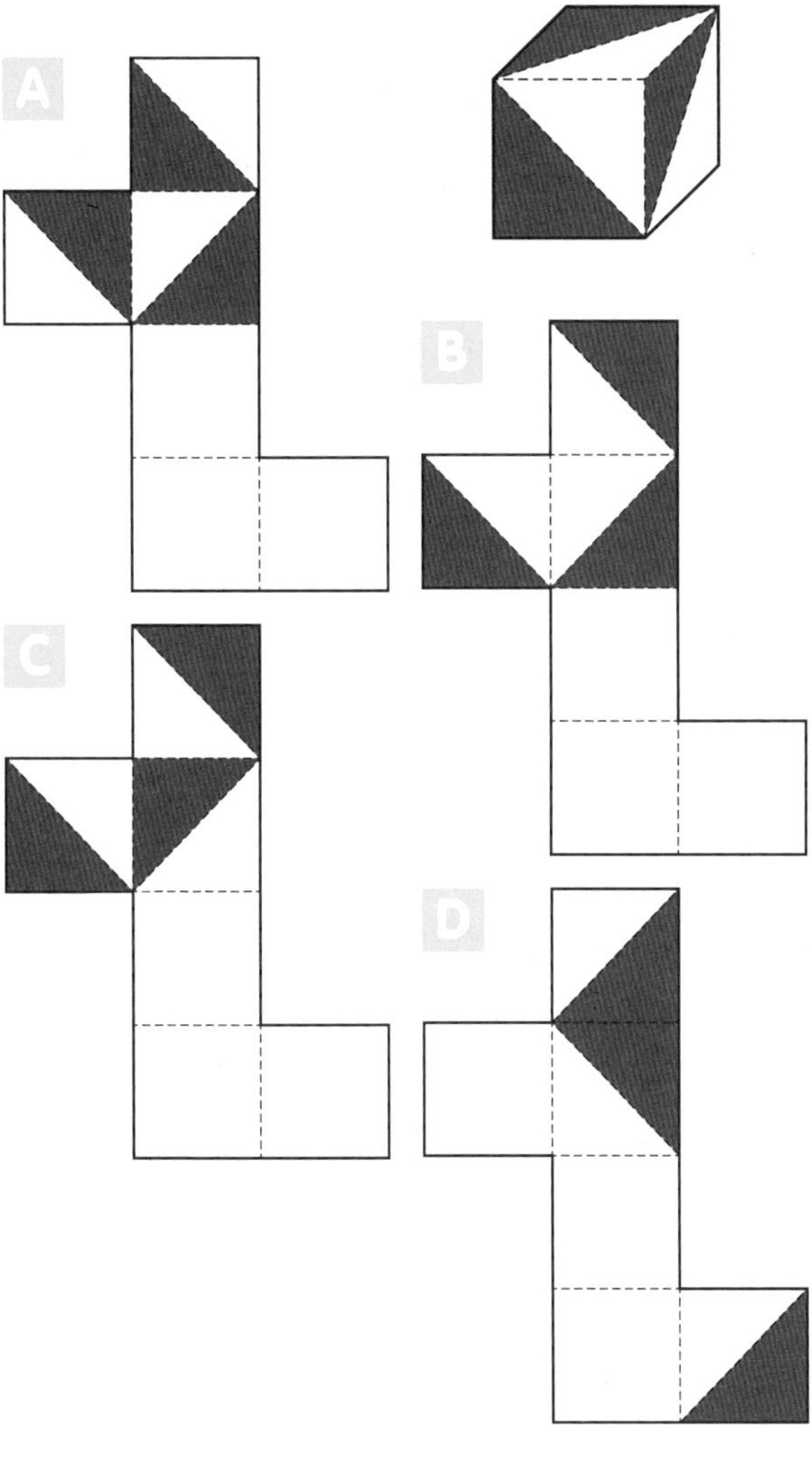

A

B

C

D

立方体：B 三角部分の直角の塗っているところが角でそろわない

展開図：C それぞれ組み立てるとこうなる

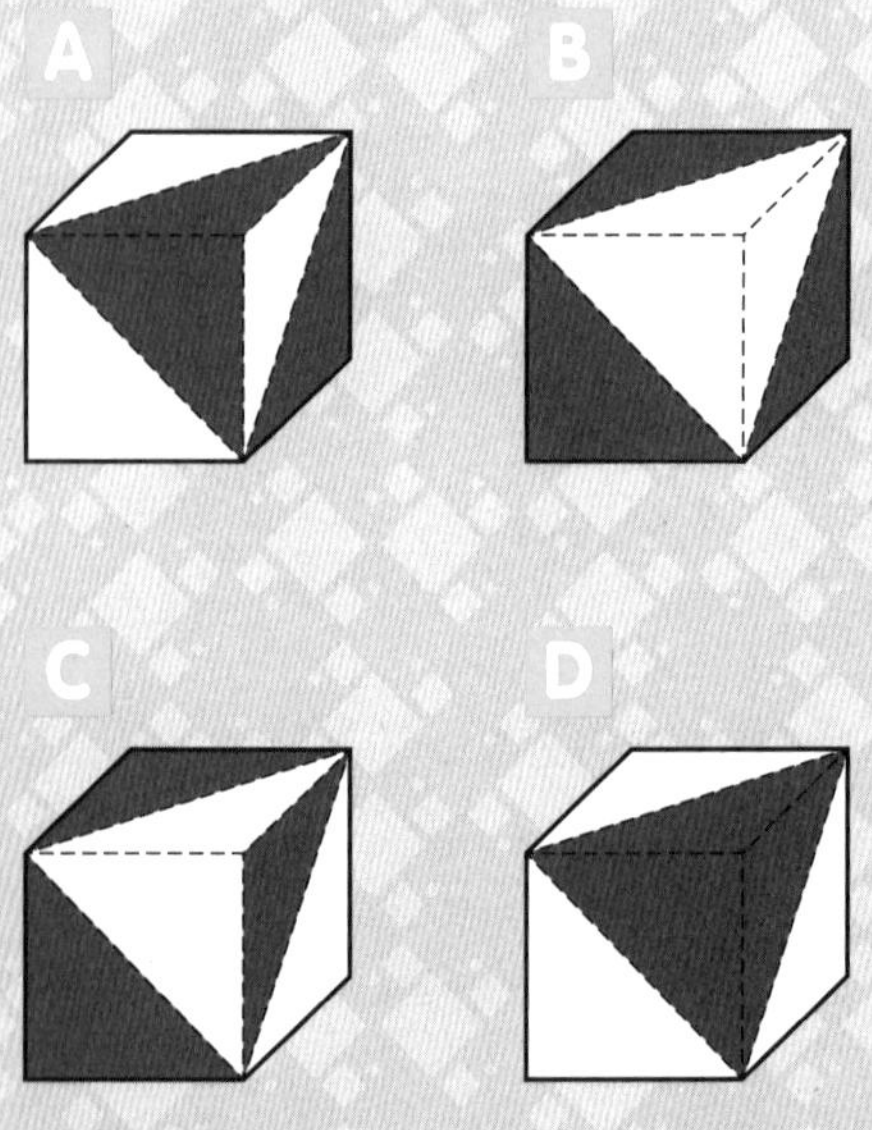

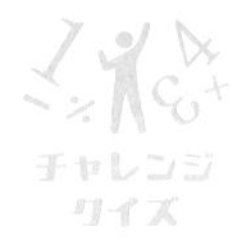

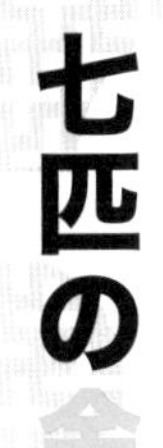

七匹の金魚

この四角い枠の中にいる七匹の金魚を、3本の直線だけで一匹ずつに分けてみよう！

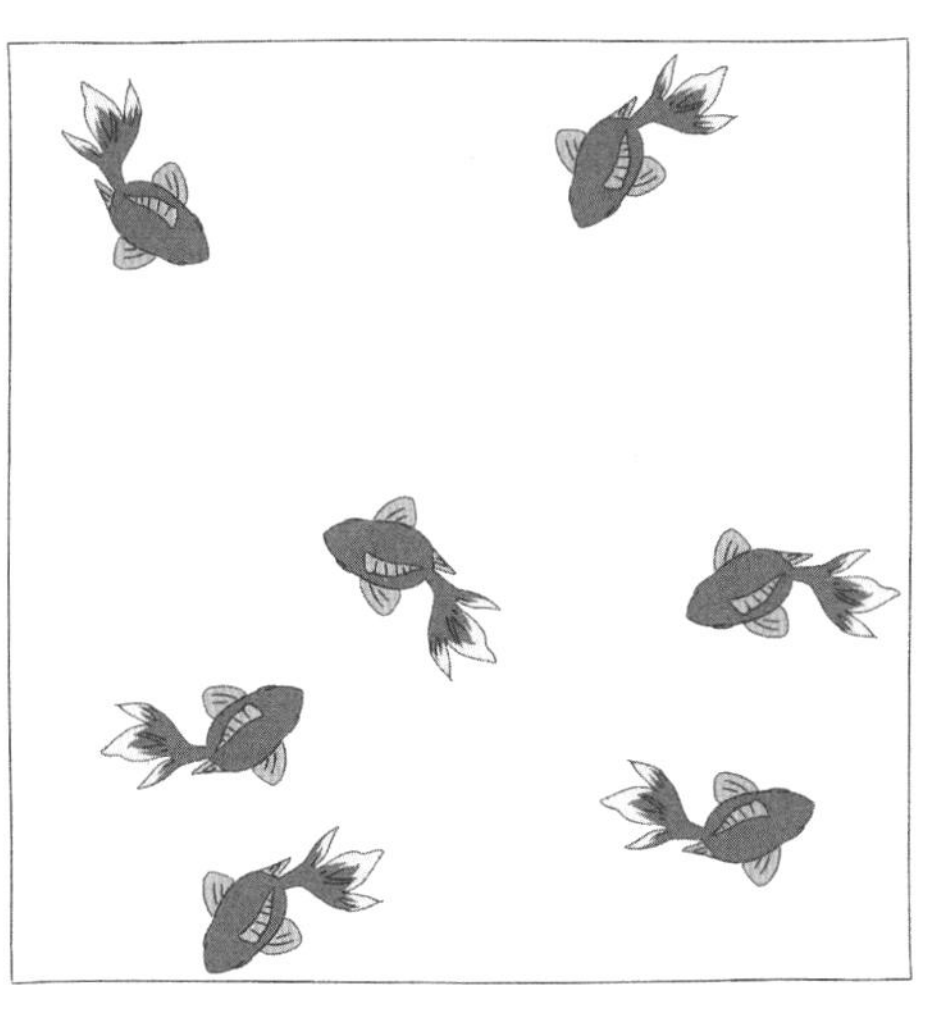

こうすれば、みんな1匹ずつ分けられるよ！

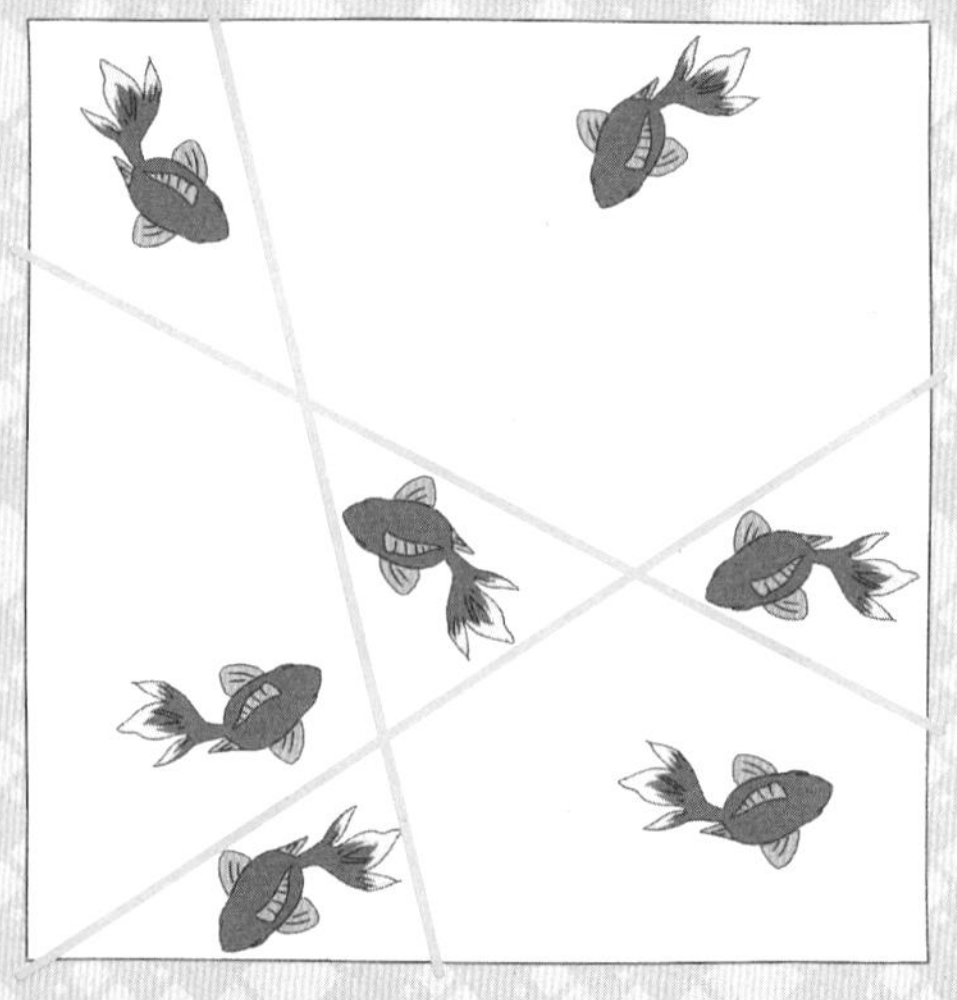

25から9引いて15に

次のように並んでいる25枚の10円玉から9枚を取り除いて15にするにはどうしたらいいかな？

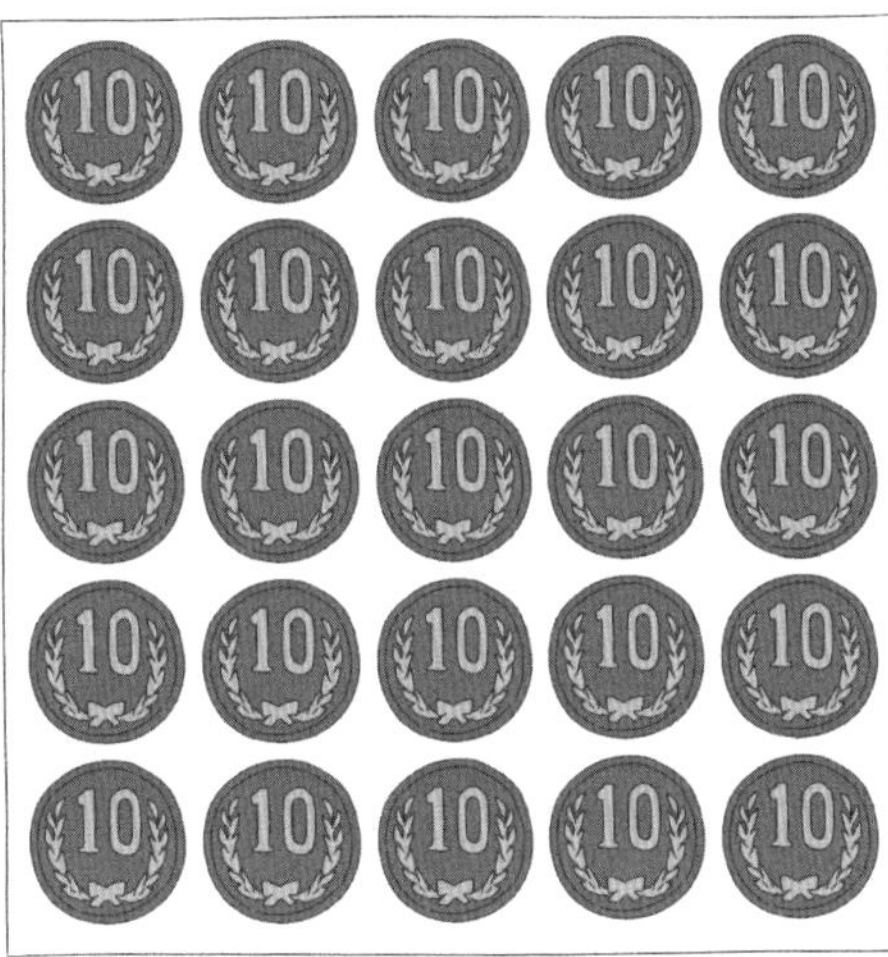

答
24

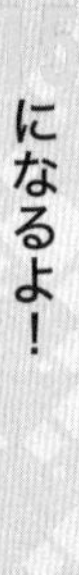
こうすれば 5 になるよ！

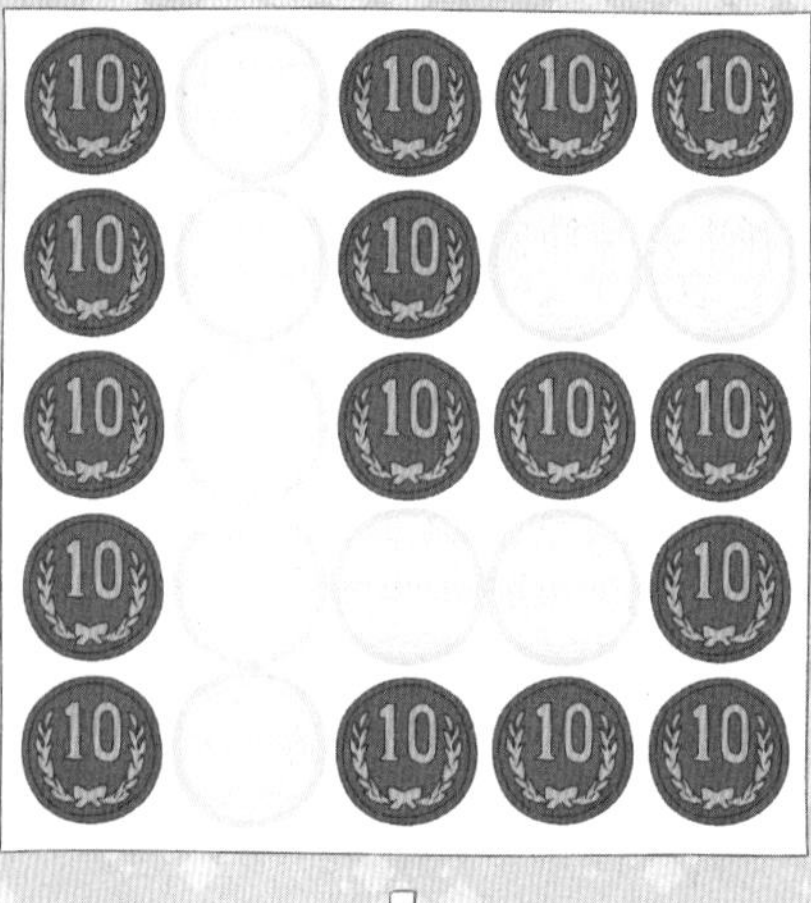

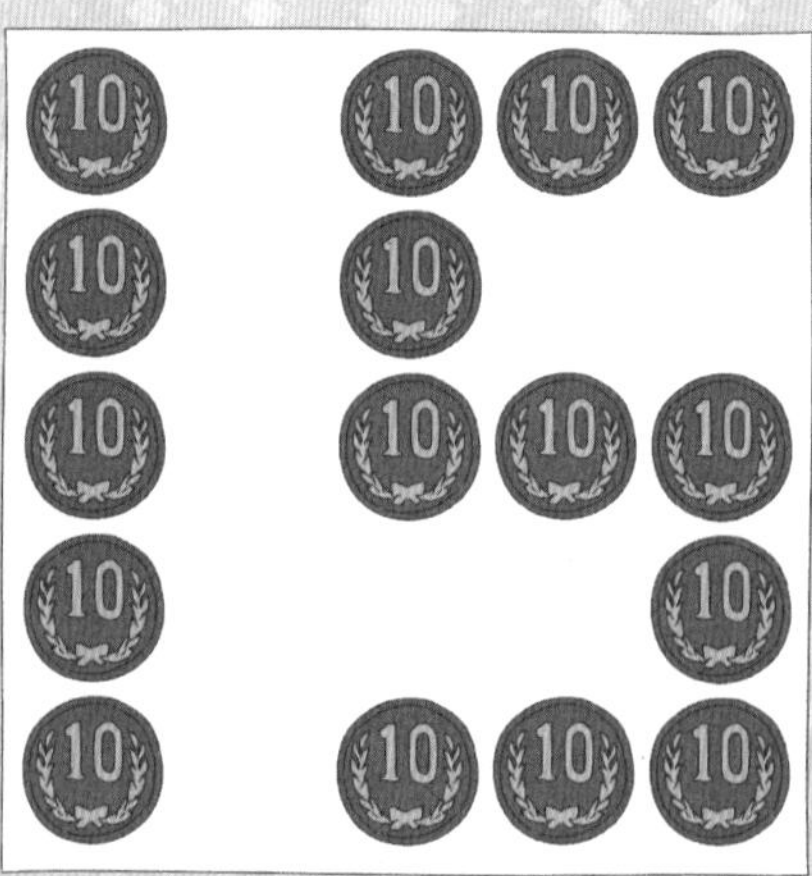

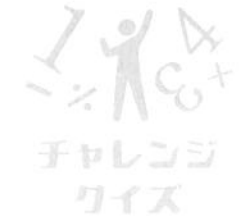

三角形を逆三角形に変化

21個の10円玉が次のように三角の形に並んでいるところから、7個だけを動かして逆三角の形にするには、どうしたらいいかな？

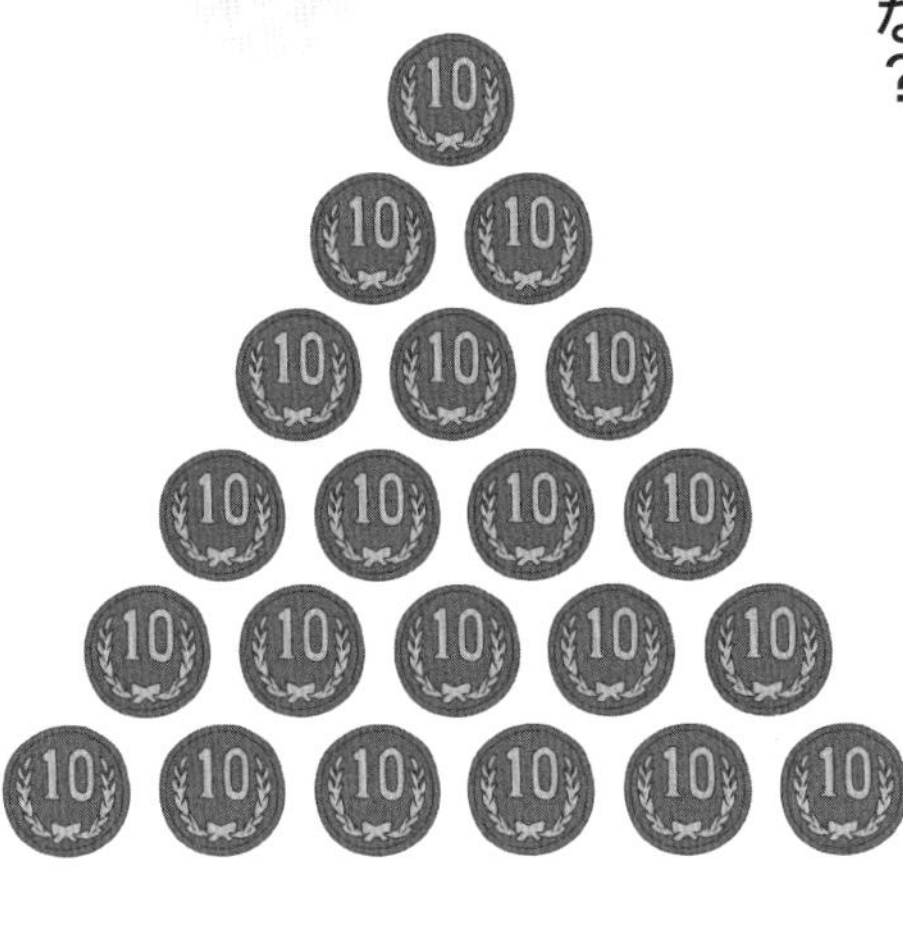

答 25

こうすれば、ほら、逆三角形！

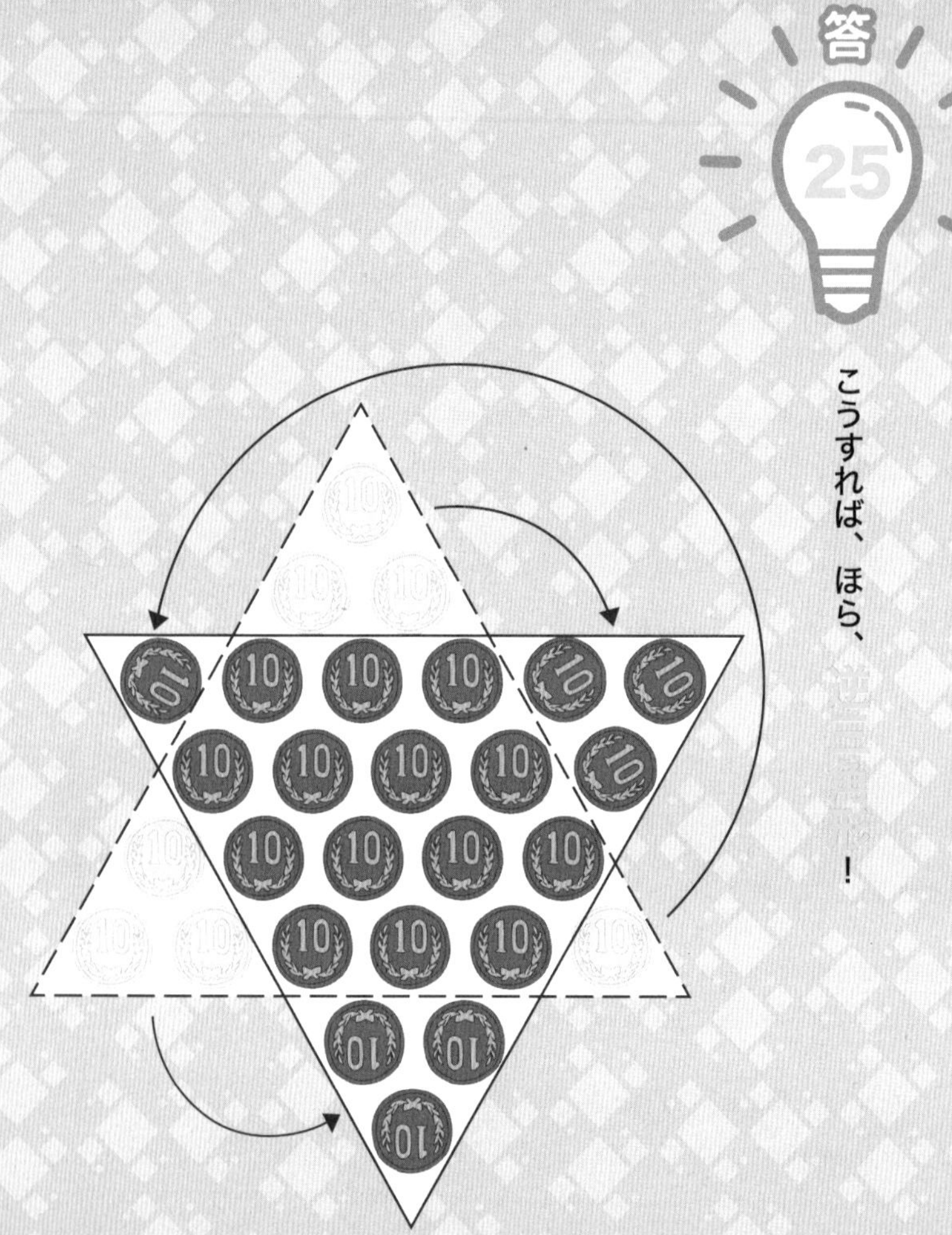

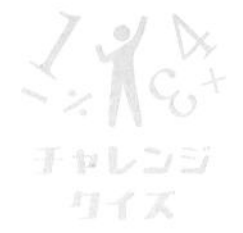

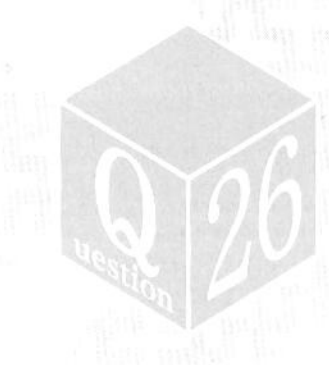

6枚の10円玉のゆくえ①

6枚の10円玉を裏表に横に並べ、
隣り合った2枚を同時に動かして、
3回で表3枚裏3枚と
並ぶようにするには、
どうしたらいいか、わかるかな?

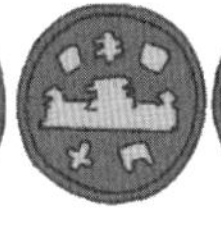

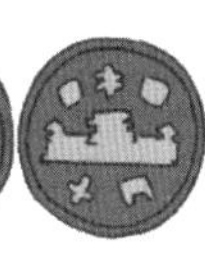

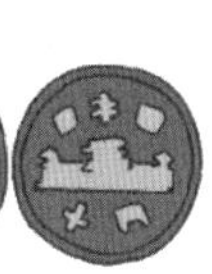

こうすれば、3回で表3枚裏3枚がそろって並ぶよ！

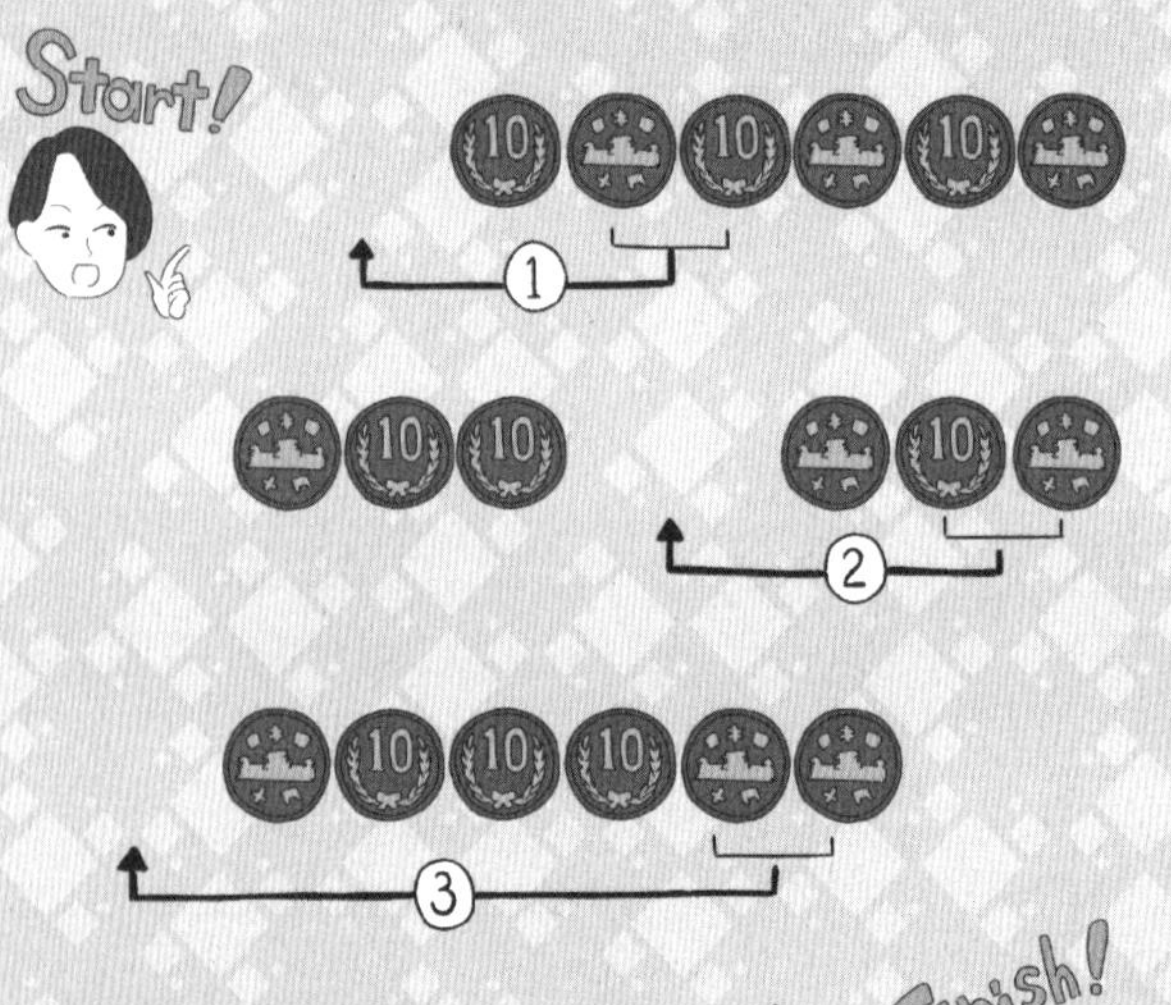

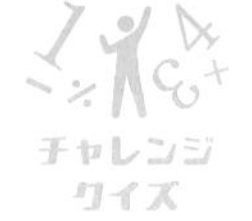

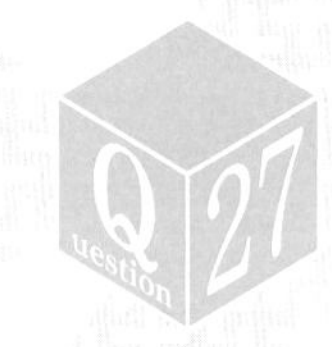

6枚の10円玉のゆくえ②

それでは、同じ並びの6枚のコインを、今度は2回だけで、表3枚裏3枚が続いて並ぶようにできるかな？頭をひねって考えてね！

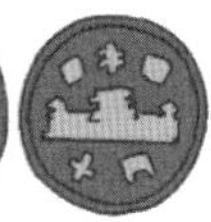

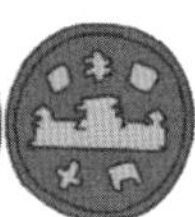

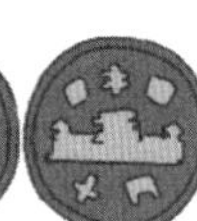

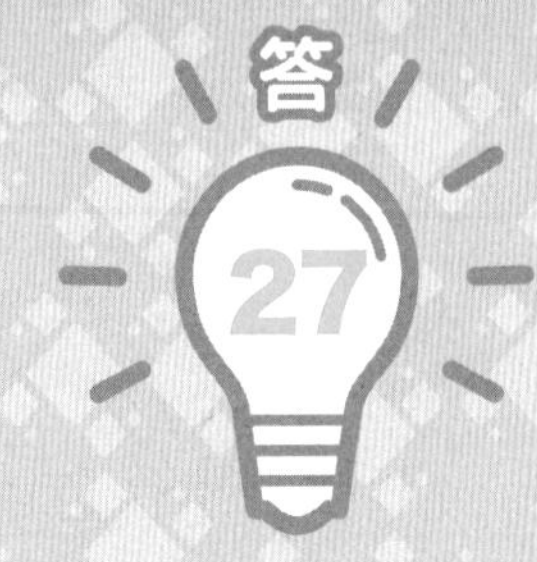

これなら2回でそろうよ！　並び方は特に指定してないからね

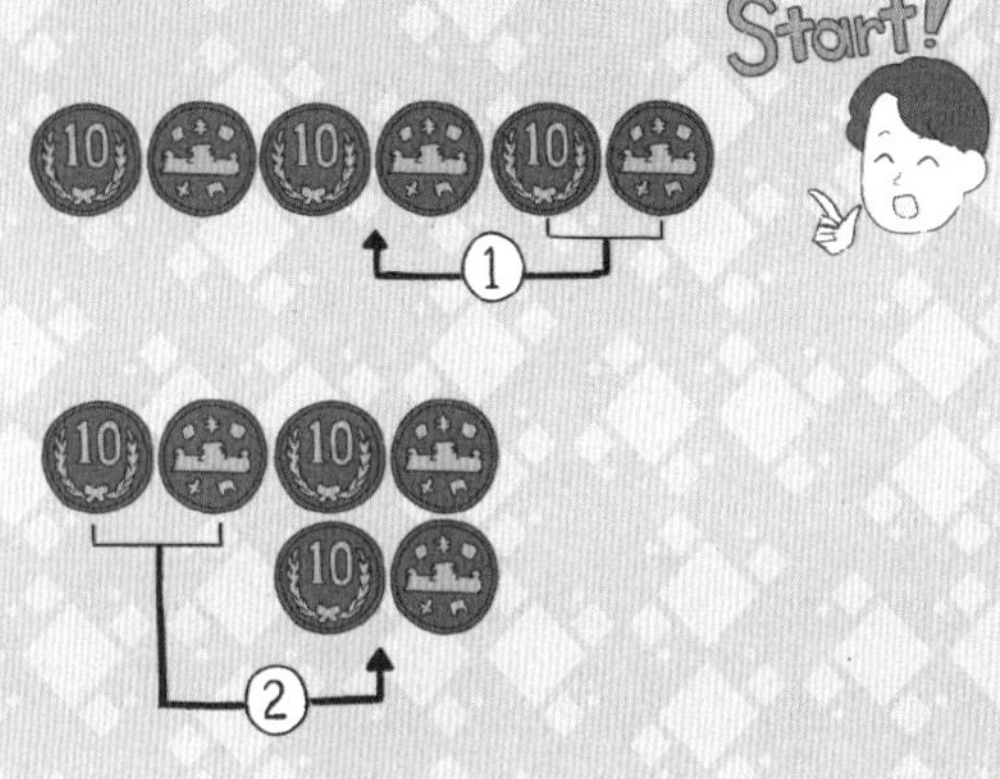

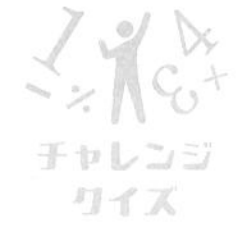

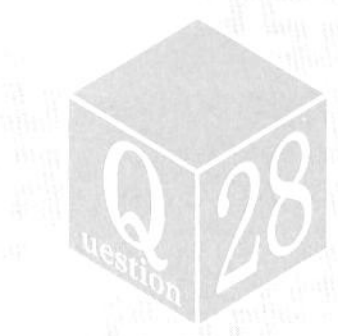

天国と地獄が目の前に

一枚の紙を使って、
目の前に表わすことは
天国と地獄を
できるかな？
紙ヒコーキを作って飛ばして
落として地獄、
なんていうのはダメだよ

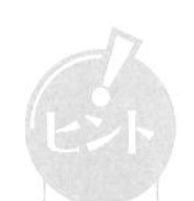

問題文に大いにヒントあり！

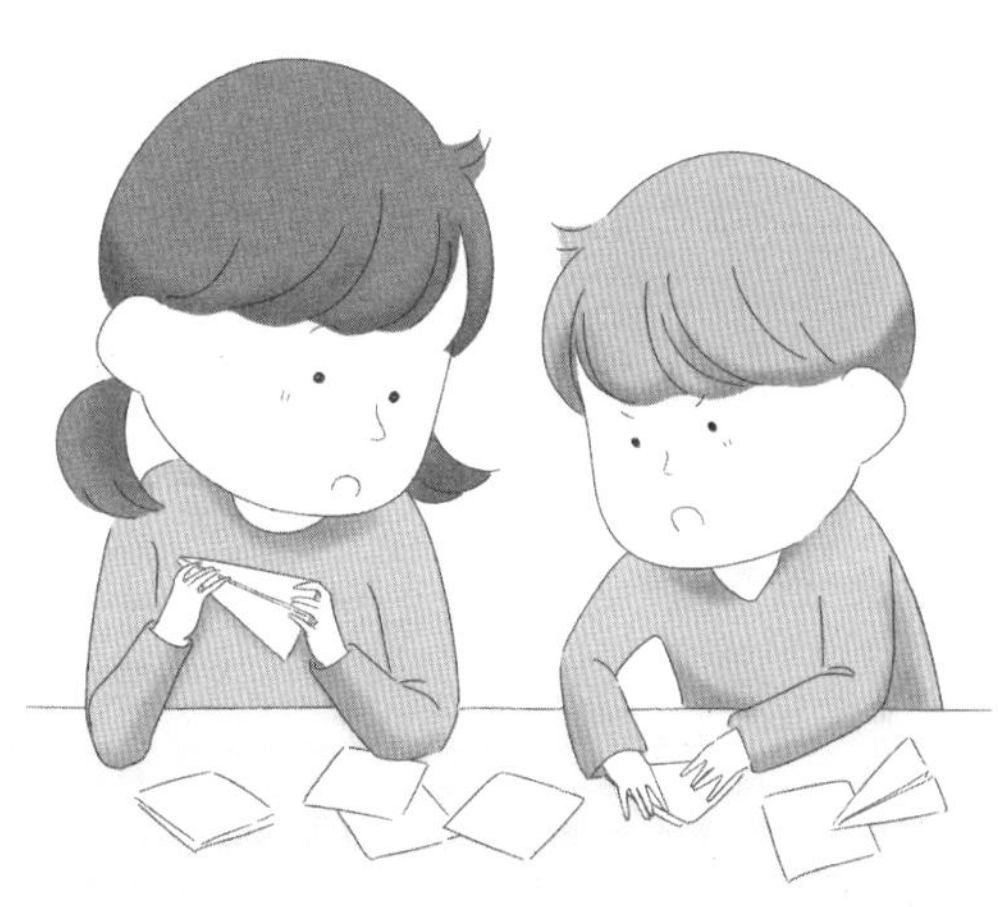

ヒントはわかったかな？　紙ヒコーキを左の図のように作りましょう。
そこからイラストのようにして切って、それぞれ開いて並べると……
天国と地獄の完成だ！

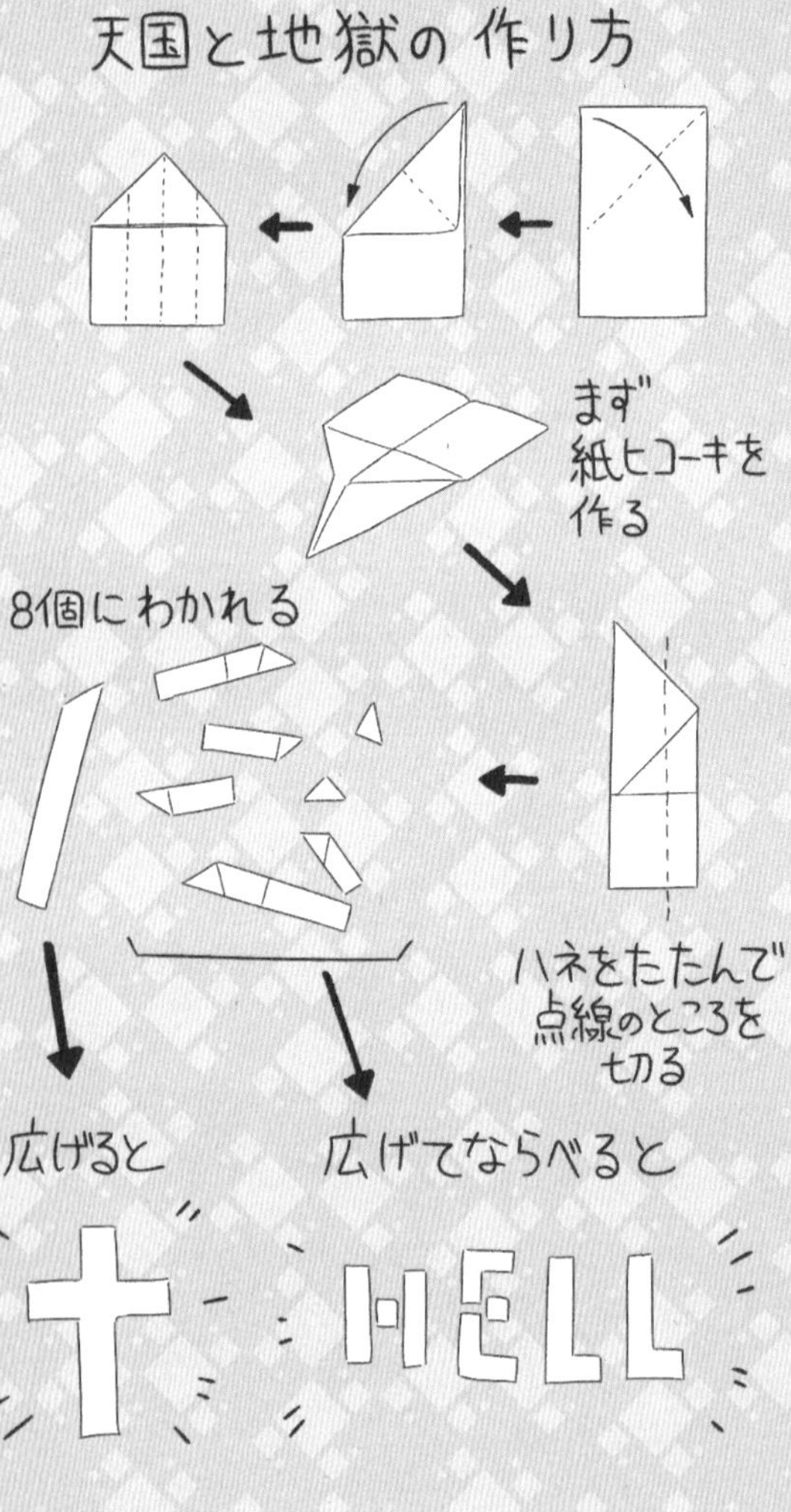

天国と地獄の 作り方

まず
紙ヒコーキを
作る

ハネをたたんで
点線のところを
切る

8個にわかれる

広げると

広げてならべると

HELL

Chapter5

漢字と数字クイズ

いつも近くで見ている
漢字や数字も、クイズで見ると、
また違った楽しみ方ができるよ！

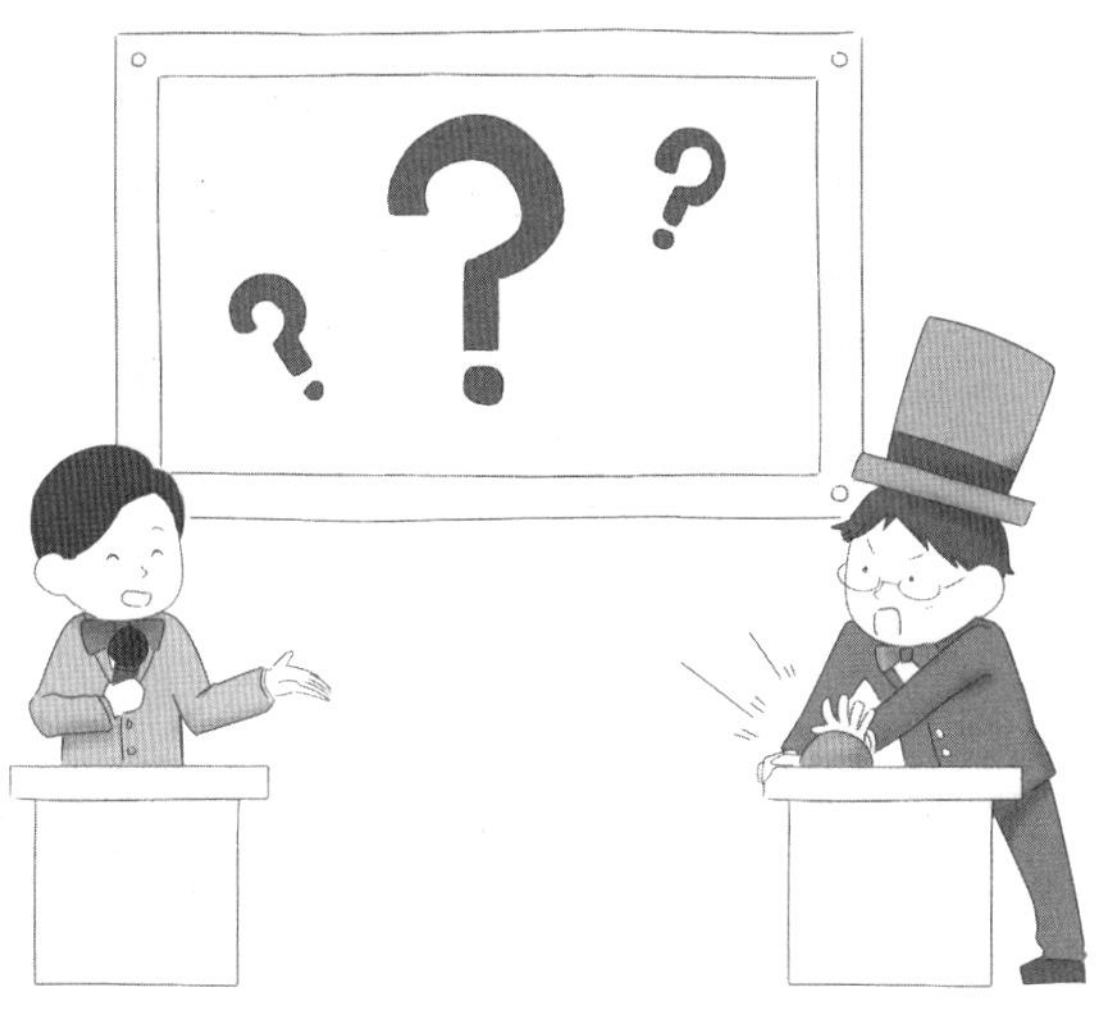

問
Question
29

文字合体の二字熟語

次の文字を合体させると、ある二字の熟語になるよ。さあ、何だろう？

1
牛
一
シ
千
口

2

竹 立 イ 寸 日

3
土
日
ノ
刃
心

4
各
土
雨
足
也

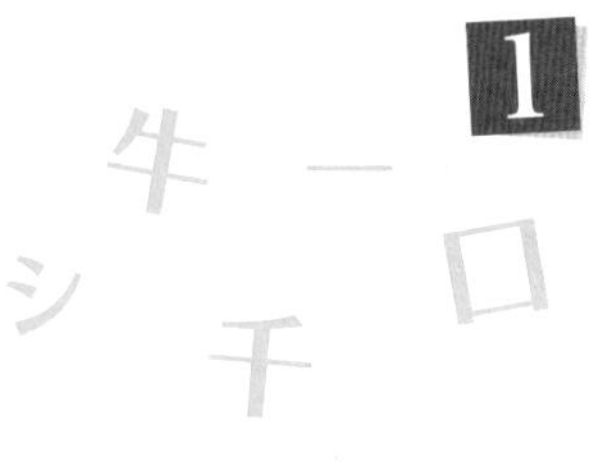

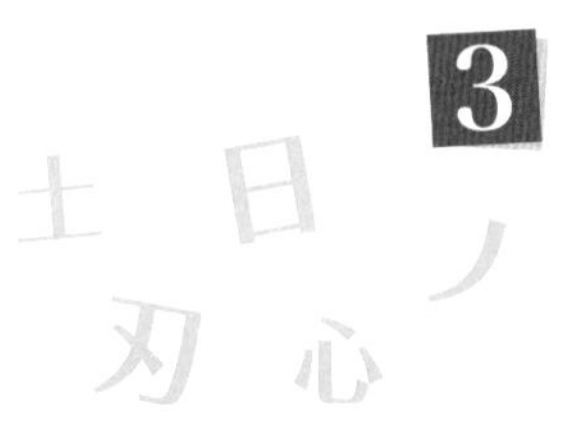

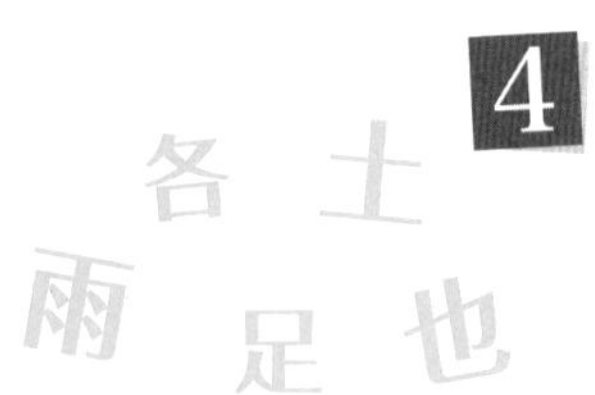

5

口 二 口
車 ム

6

角 刀
合
牛 竹

7

糸 白
水 ノ 木
日

8

里 田
ツ 了 マ
口 一 犬

牛 + 千…?
一 + シ…?
?
牛 千

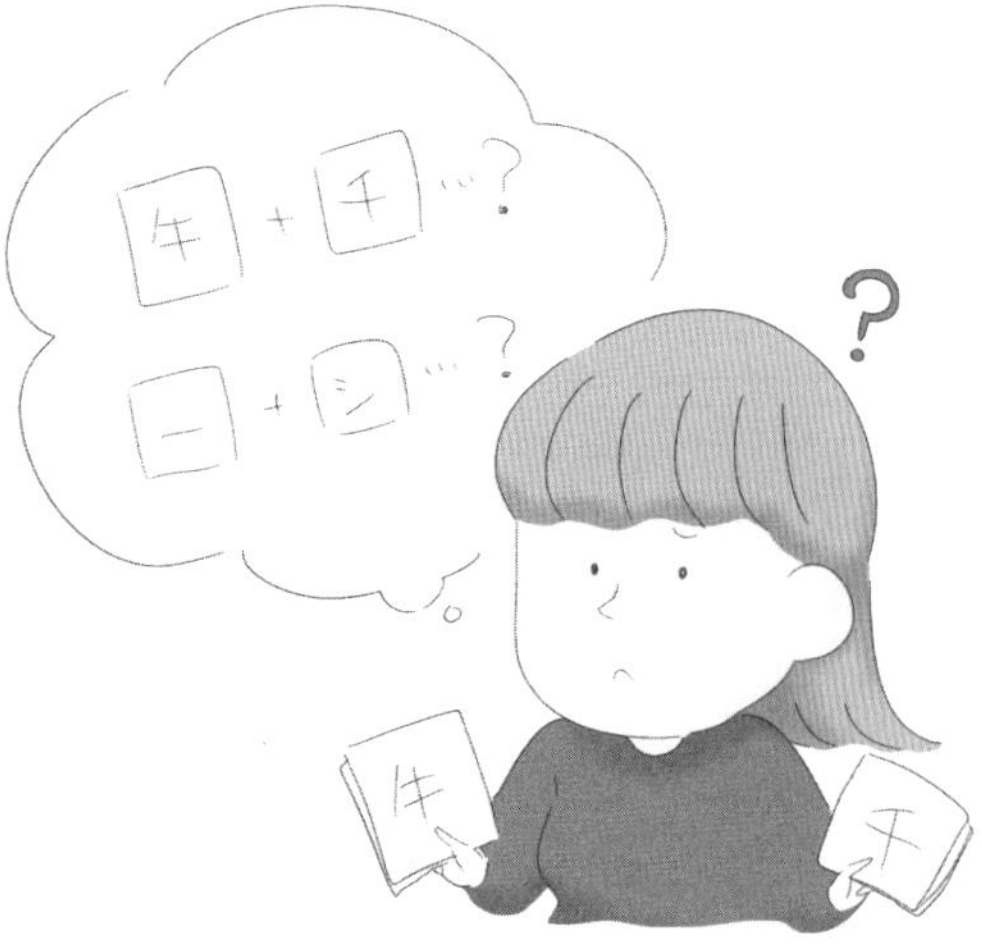

1 生活

［牛一／シ千口］

2 音符

［立日／竹イ寸］

3 忍者

［刃心／土ノ日］

4 露地

［雨足各／土也］

5 回転（転回）

「口口／車二ム」

6 解答

「角刀牛／竹合」

7 線香

「糸白水／ノ木日」

8 野獣

「里マ了／ツ田一口犬」

問 Question 30

バラバラ漢字事件

次の漢字は、9分割されて、ひとつひとつのピースが回転されて**バラバラになった漢字**だよ。

元々は何という漢字だったか、わかるかな？

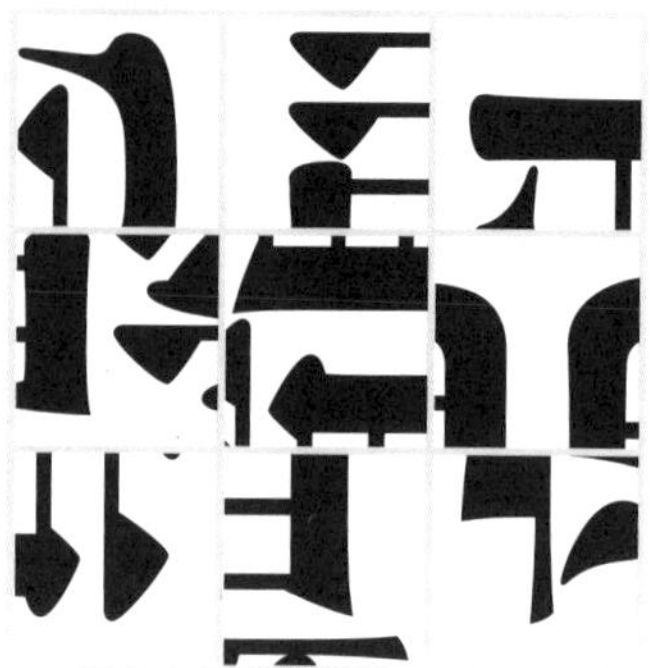

伝説の生き物

2

一軒家にあるもの

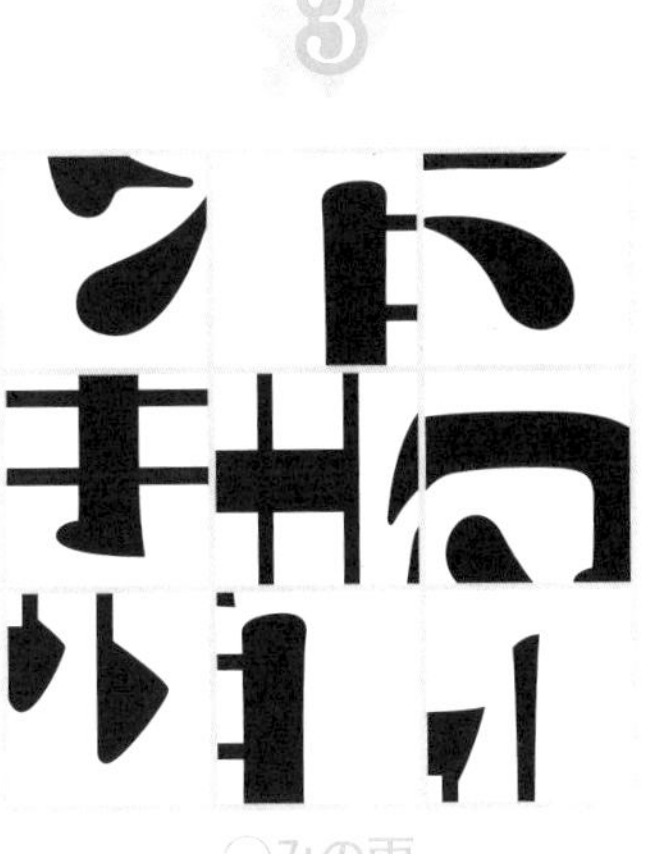

◯みの雨

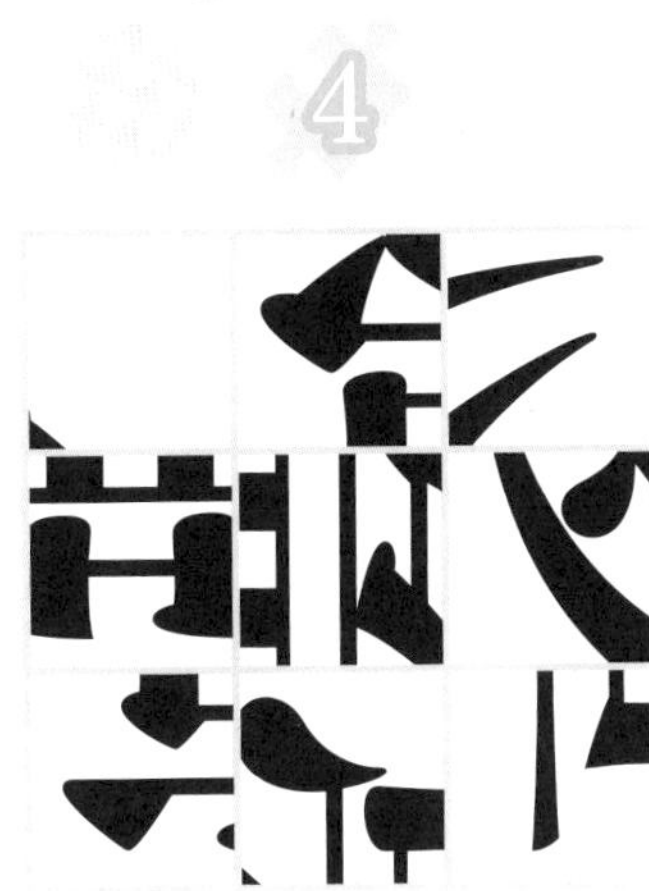

将来の◯

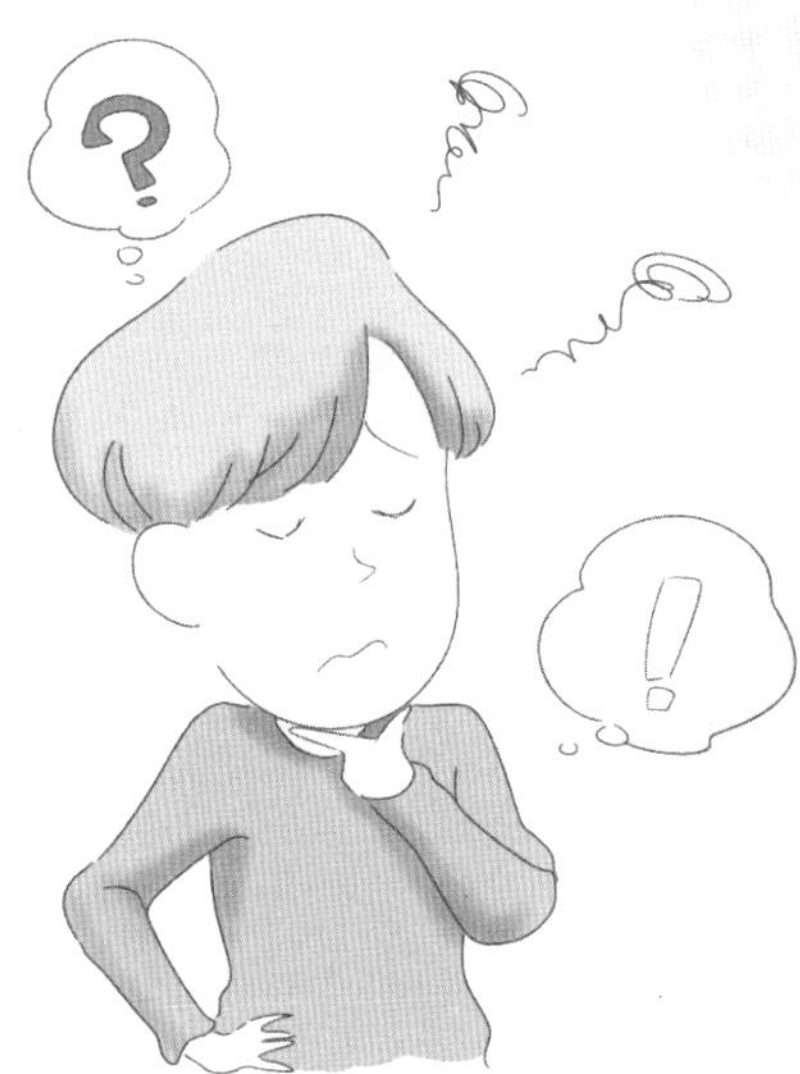

4	3	2	1
夢	恵	庭	龍

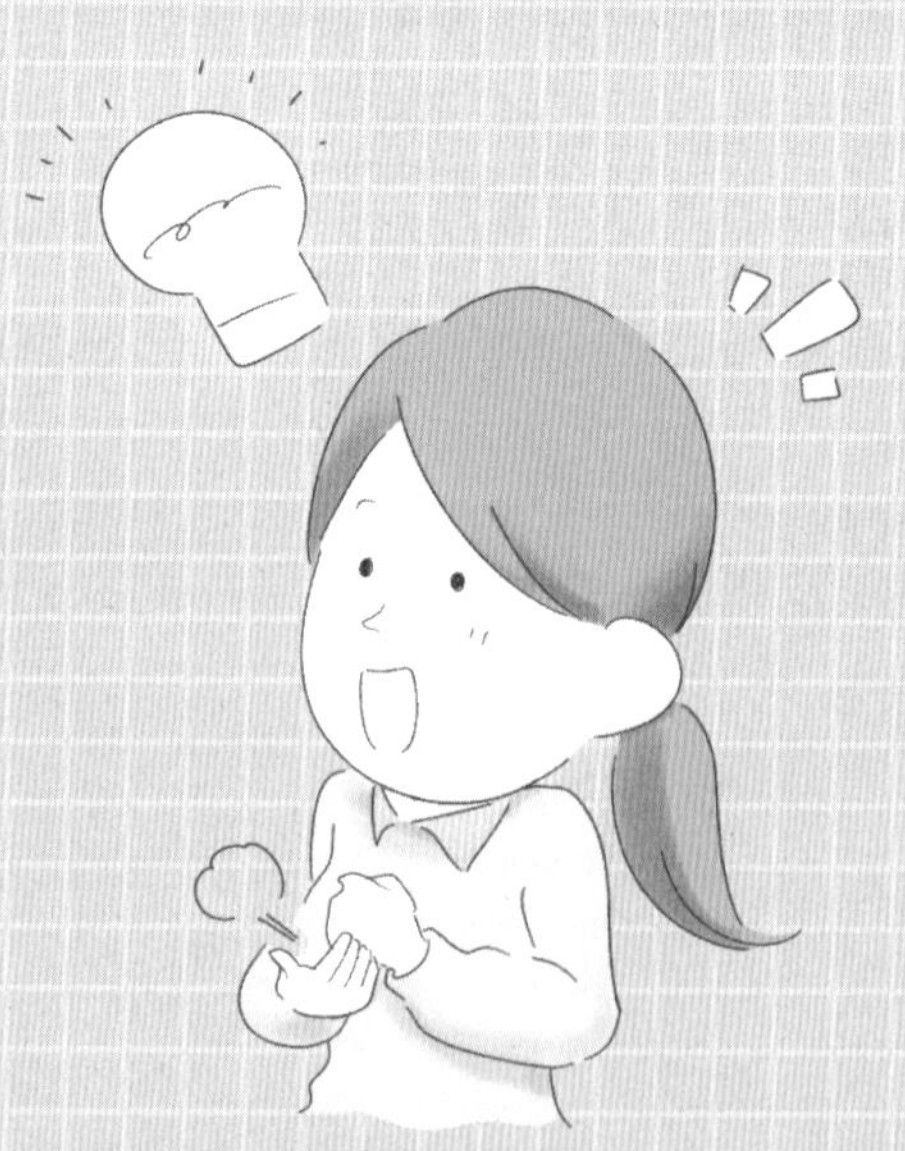

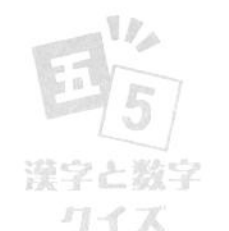

問 Question 31

＋－×÷の謎の式

次のAからCと、DからFは、同じ加減乗除の記号［＋・－・×・÷］のどれかが入る数式になっている。
それでは、最後の式の答えの数は何だろう？

1

4 A 6 B 7 C 3＝6

3 A 9 B 4 C 5＝13

8 A 12 B 5 C 6＝21

58 A 19 B 23 C 46＝？

2

2 D 6 E 4 F 5＝8

7 D 8 E 4 F 3＝17

6 D 12 E 9 F 17＝25

13 D 8 E 4 F 24＝？

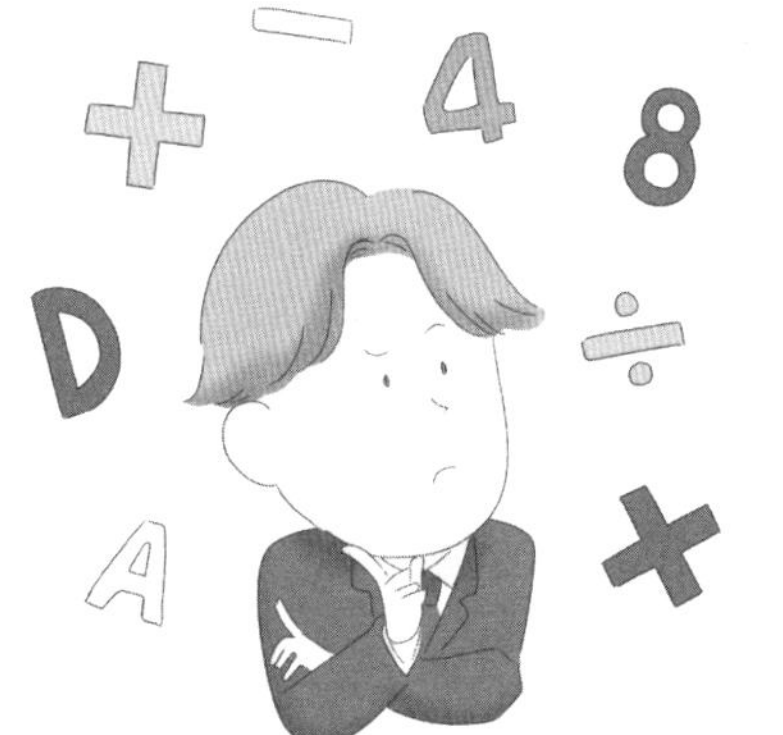

1 100 [Aは+・Bは−・Cは+]

4＋6－7＋3＝6

3＋9－4＋5＝13

8＋12－5＋6＝21

58＋19－23＋46＝100

2 50 [Dは×・Eは÷・Fは+]

2×6÷4＋5＝8

7×8÷4＋3＝17

6×12÷9＋17＝25

13×8÷4＋24＝50

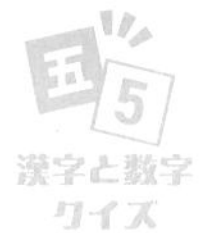

四字熟語に入る共通漢字

次の四字熟語の□のところには共通して入る漢字がある。
それは何だろう？

1 □期□会

2 合□奇□

3 □思□愛

4 右□左□

5 □二□三

6 岡□八□

7 □三□四

8 無□之□

1 一 【一期一会】

2 縁 【合縁奇縁】

3 相 【相思相愛】

4 往 【右往左往】

5 無 【無二無三】

6 目 【岡目八目】

7 再 【再三再四】

8 用 【無用之用】

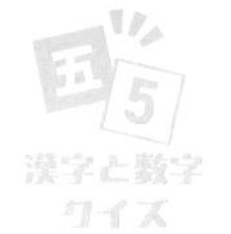

問 Question 33

共通の規則で入る数字

次の数字の並び方にはある共通した規則がある。
では、□に入る数は何か、わかるかな？

1. 31→28→31→30→31→30→□→31→30→31→30→31

2. 45→15→□→31

3. 2→1→2→□→2→1→2

4. 1→2→5→10→20→50→63→84→□→100→120→140→210→260→350→500

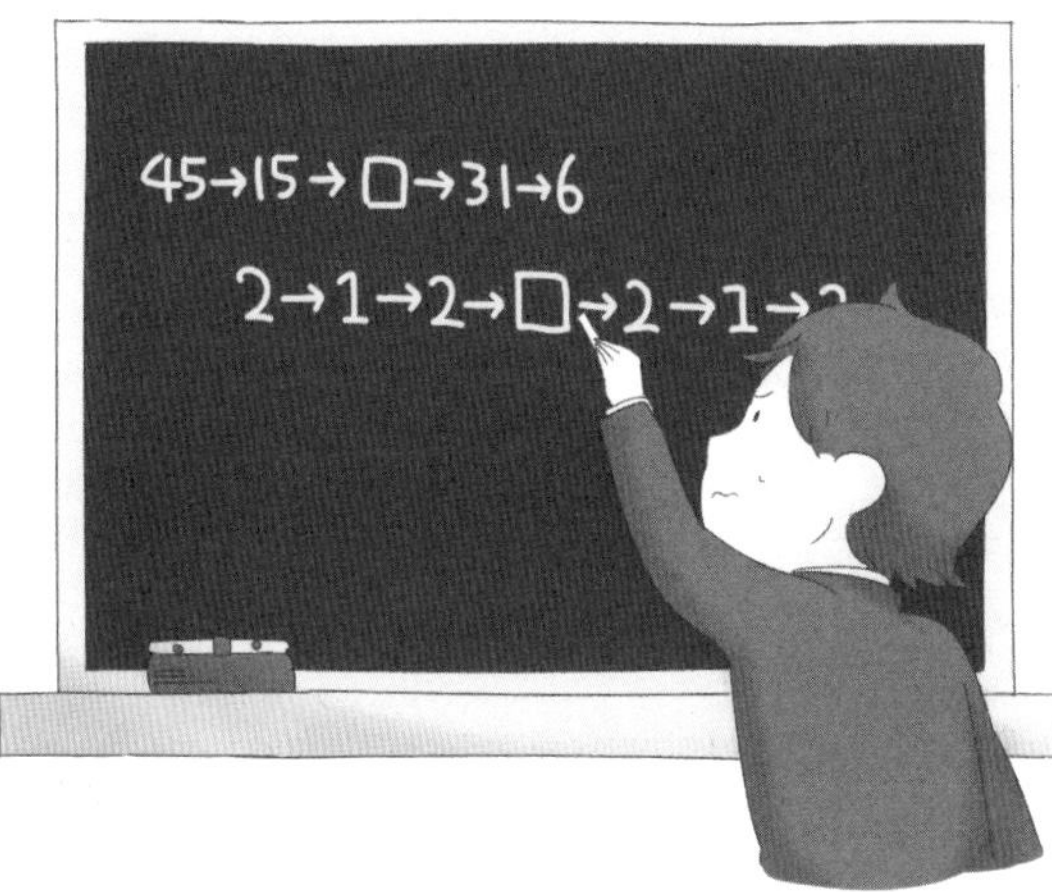

1 31
［1月から12月までの通常の日数　※うるう年は入れません］

2 64
［明治から平成の各年数］

3 2
［月（げつ）火（か）水（すい）木（もく）金（きん）土（ど）日（にち）の読みの文字数］

4 94
［現在、日本の郵便局で買える普通切手の金額］

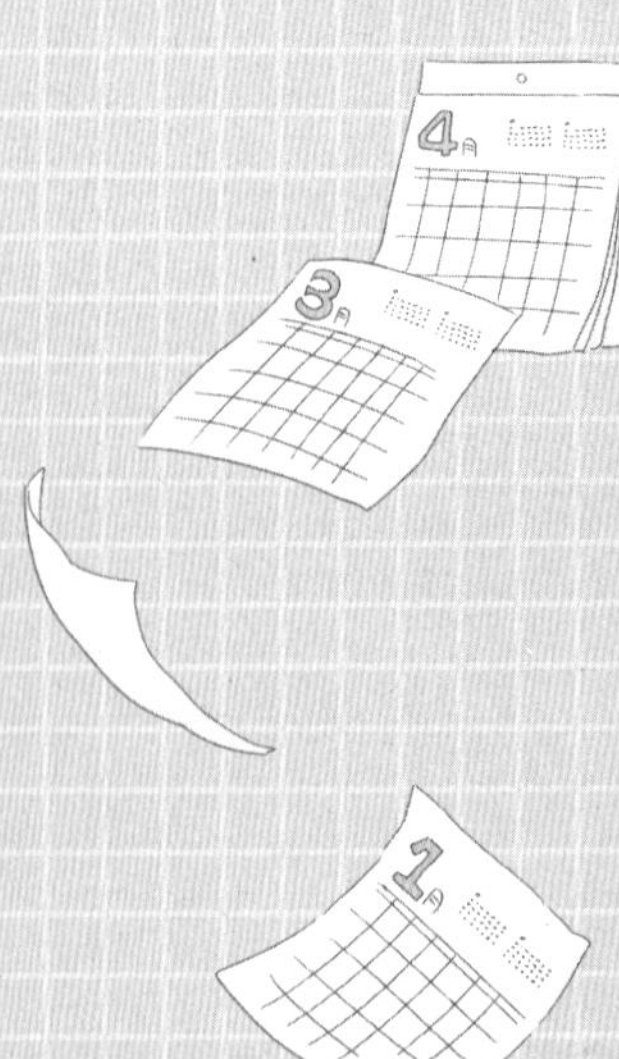

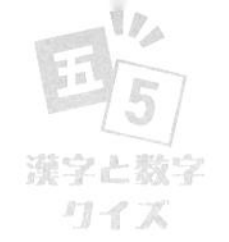

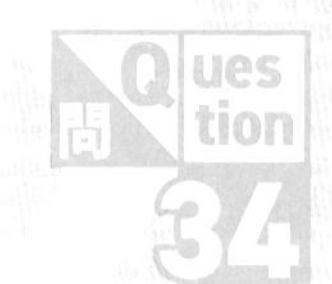

この数字は

次に書かれているのは、数字を分解すると導き出された数だ。
では、□の中に入る数字は何か、わかるかな？
どう分解するかがわかればバッチリなんだけどね！

1 ➡ 2
2 ➡ 5
3 ➡ 5
4 ➡ 4
5 ➡ 5
12 ➡ □
23 ➡ 10
45 ➡ 9

7

この数字は、
図のようなデジタル数字のことだ。
ここには、そこに書かれている棒の数が
書かれているんだよ

12345

12 → 7

23 → 10

45 → 9

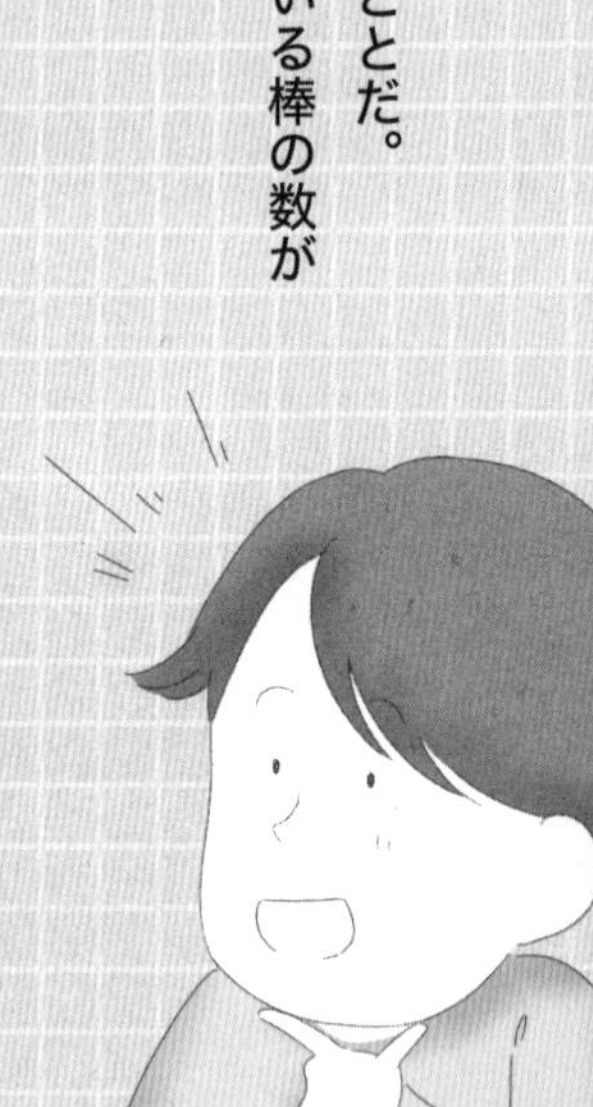

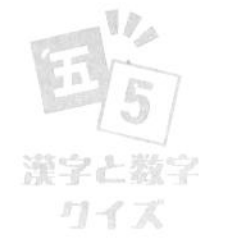

わかるかな・植物編

漢字は昔からいろいろな形で使われているけど、
次の漢字で書かれた植物は何だろう？

1 紫陽花

2 鬼灯

3 躑躅

4 蒲公英

5 風信子

6 石楠花

7 仙人掌

8 鬱金香

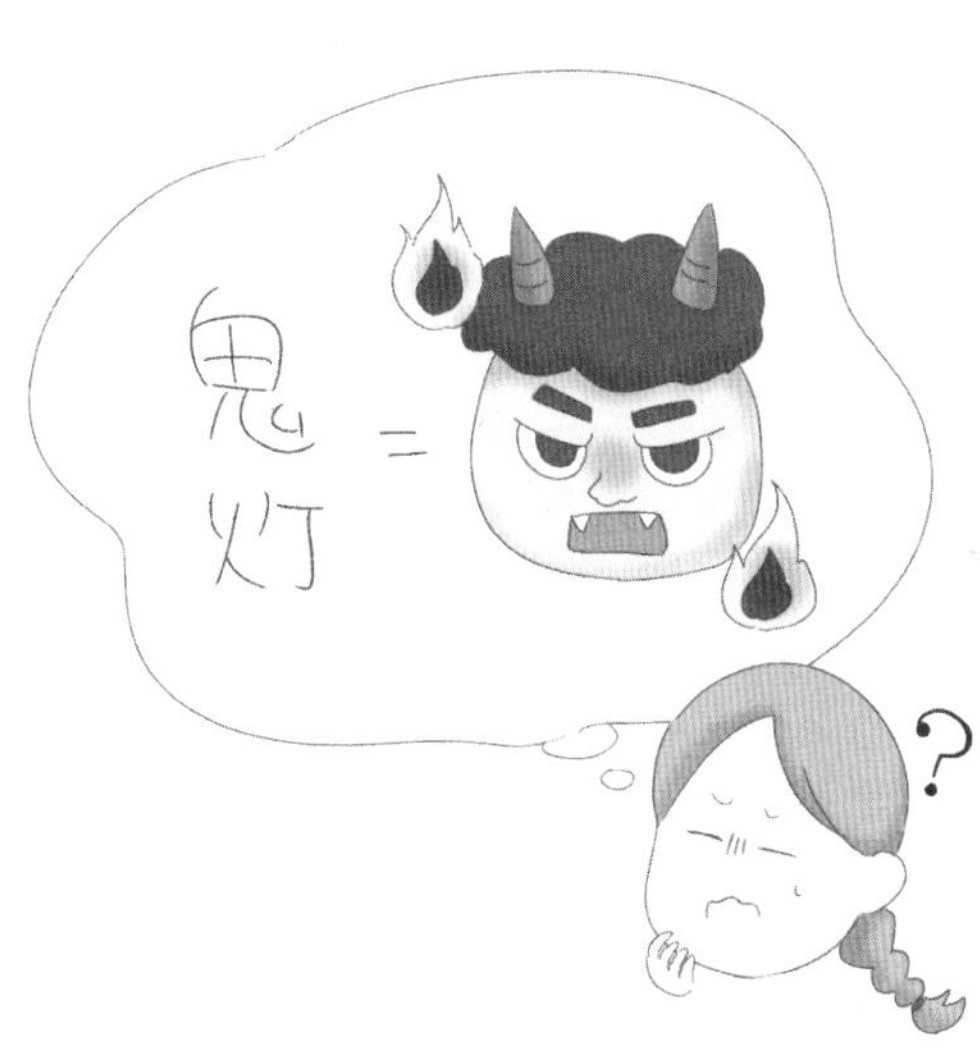

1 あじさい【紫陽花】

2 ほおずき【鬼灯】

3 つつじ【躑躅】

4 たんぽぽ【蒲公英】

5 ヒヤシンス【風信子】

6 しゃくなげ【石楠花】

7 サボテン【仙人掌】

8 チューリップ【鬱金香】

わかるかな・生物編

では、次の漢字で書かれた動物や魚や鳥は何か、わかるかな？

1 土竜

2 烏賊

3 鼬鼠

4 木菟

5 海象

6 柳葉魚

7 啄木鳥

8 膃肭臍

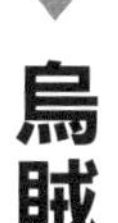
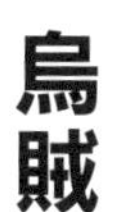
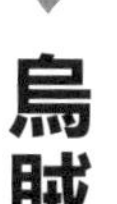
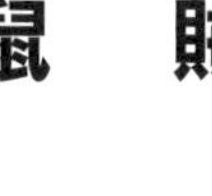

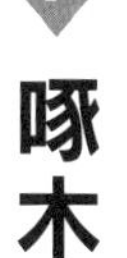
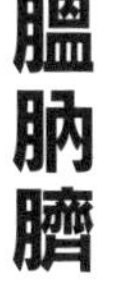

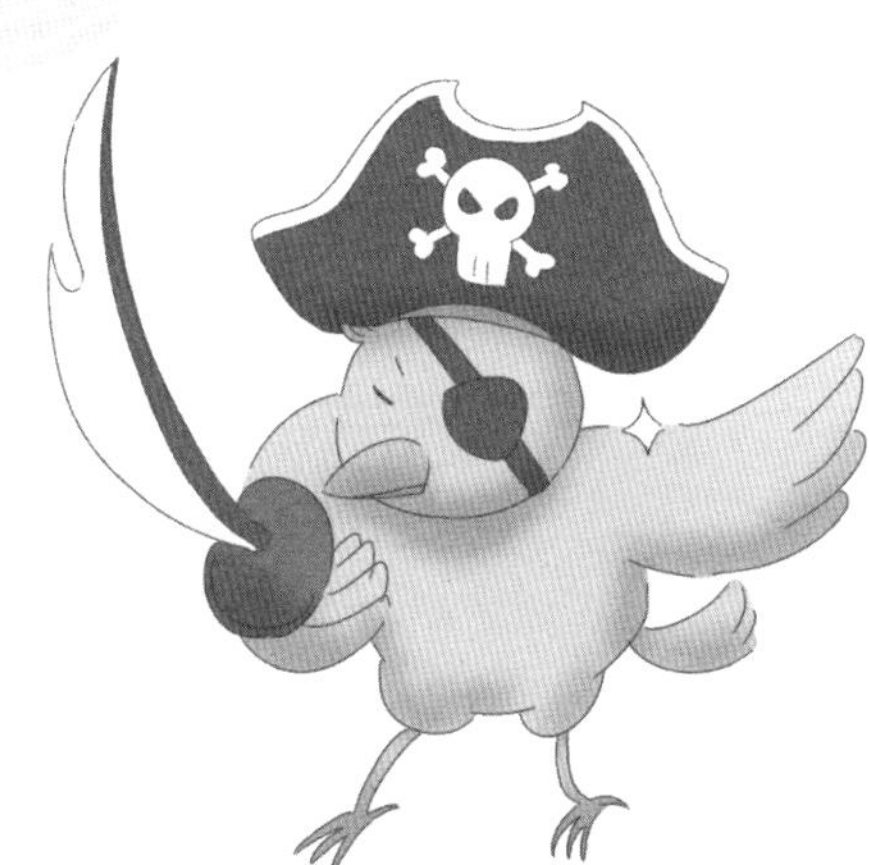

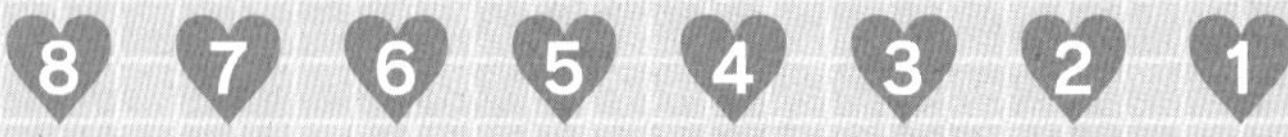

1. もぐら【土竜】
2. イカ【烏賊】
3. いたち【鼬鼠】
4. みみずく【木菟】
5. セイウチ【海象】
6. ししゃも【柳葉魚】
7. きつつき【啄木鳥】
8. オットセイ【膃肭臍】

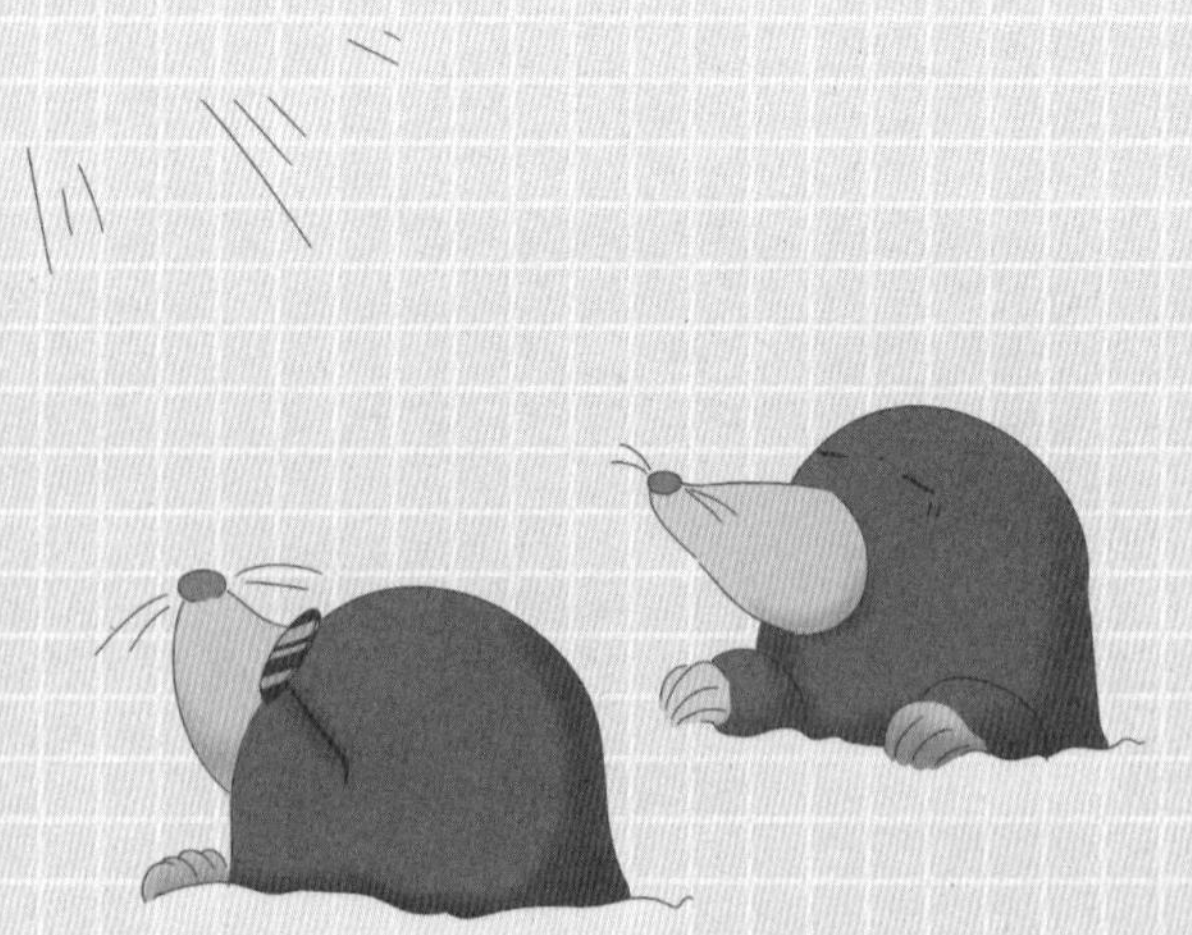

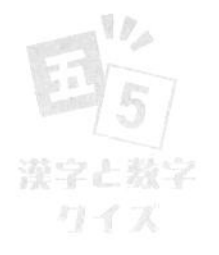

わかるかな・スポーツ編

続いて、いろいろなスポーツも漢字で書かれると、こうなる。
さぁ、何のスポーツか、わかるかな？

1 孔球

2 籠球

3 庭球

4 氷球

5 蹴球

6 門球

7 排球

8 闘球

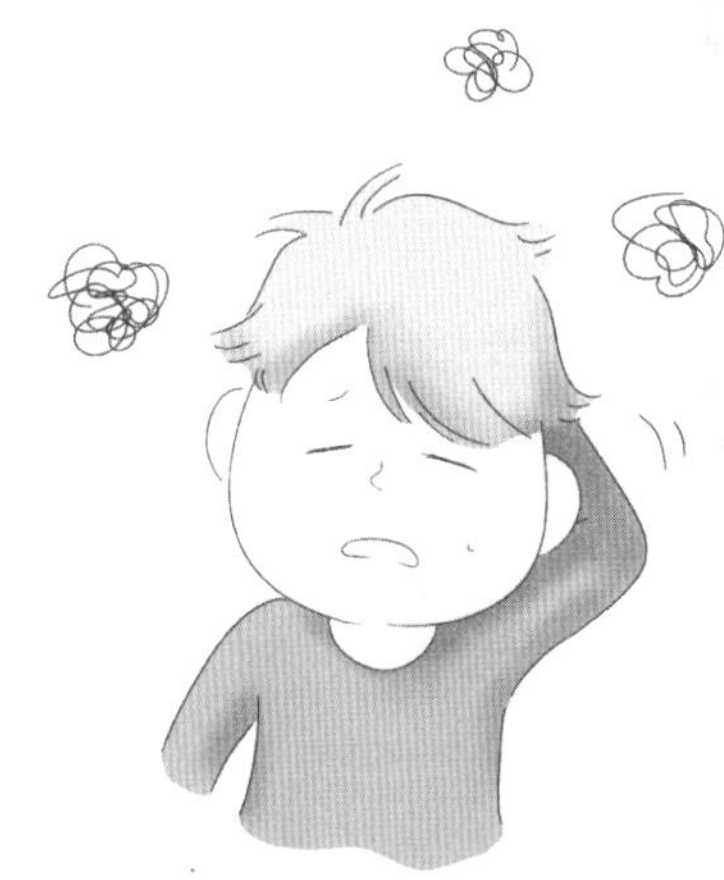

1 ゴルフ［孔球］ ※打球、芝球と書くこともある。

2 バスケットボール［籠球］

3 テニス［庭球］

4 アイスホッケー［氷球］

5 サッカー［蹴球］

6 ゲートボール［門球］

7 バレーボール［排球］

8 ラグビー［闘球］

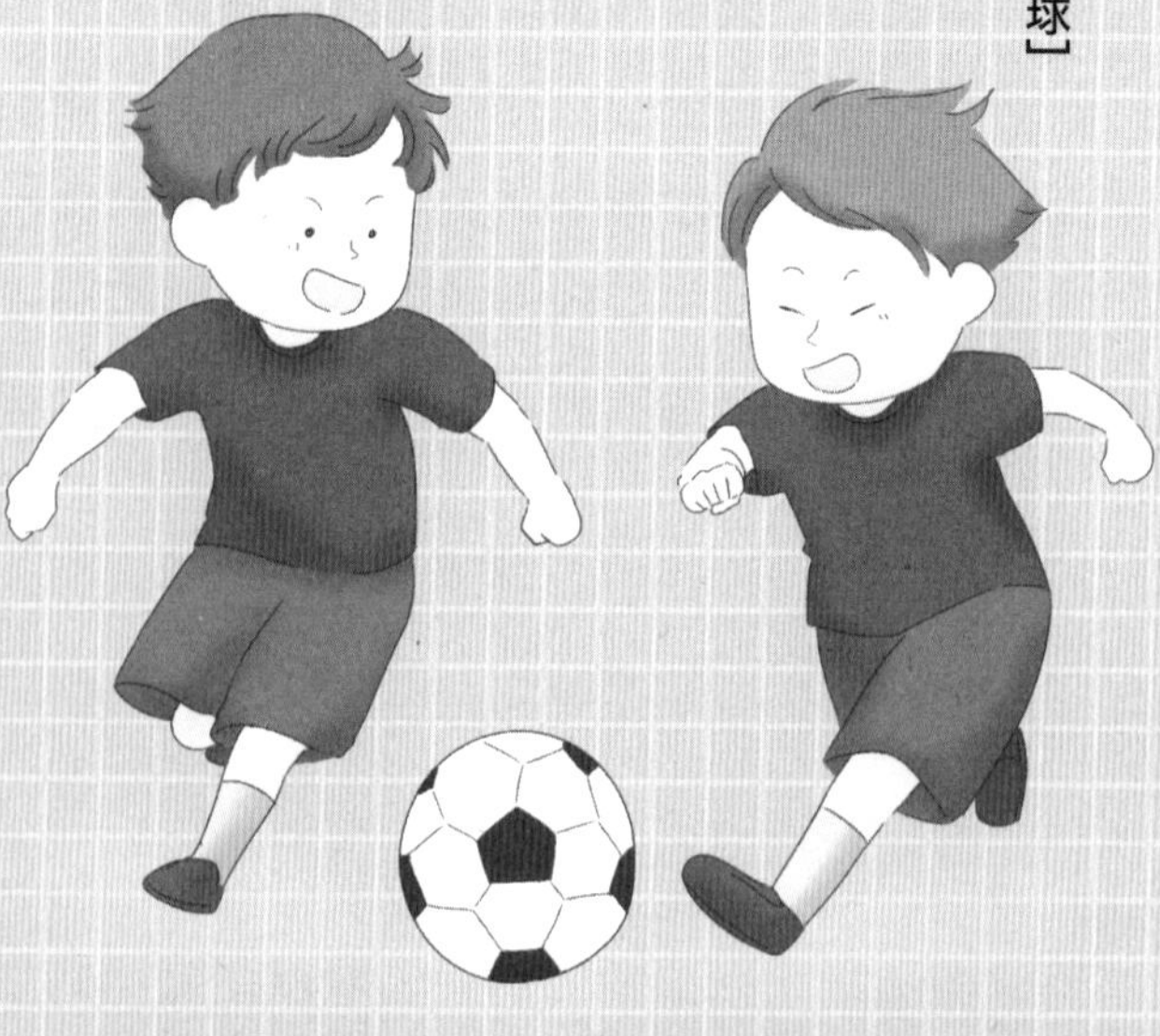

こんな法則あるのかな

次の数字は、ある法則によって並んでいるんだよ。
では、□に入る数は何か、わかるかな？

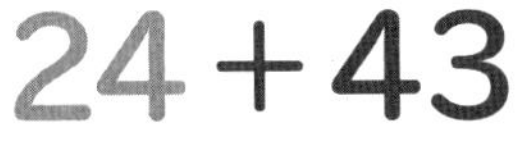

13＋32

9　＋46

□＋55

20＋18

11

19

縦の列は、上の数字と右上の数字をひとつずつバラバラの一桁の数にして足した数になるんだよ。

24は2＋4で6、43は4＋3で7、だから6＋7で13
同じように13は1＋3で4、32は3＋2で5、だから13の下は4＋5で9
□のところは、9に、46の4＋6の10で、9＋10で19になるわけだ！
その下も、19が1＋9で10、55は5＋5で10だから、10＋10で20
20は2＋0で2と、18の1＋8の9で、2＋9だから、11になる

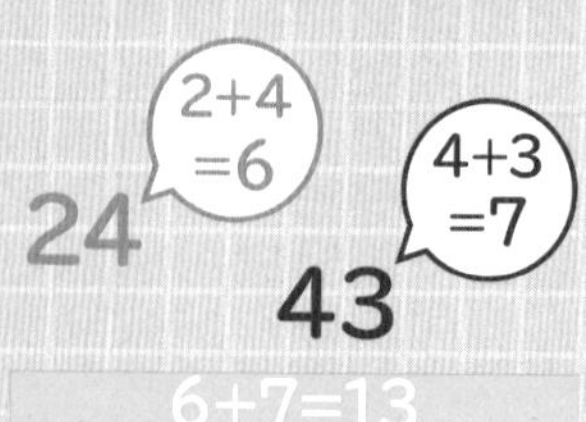

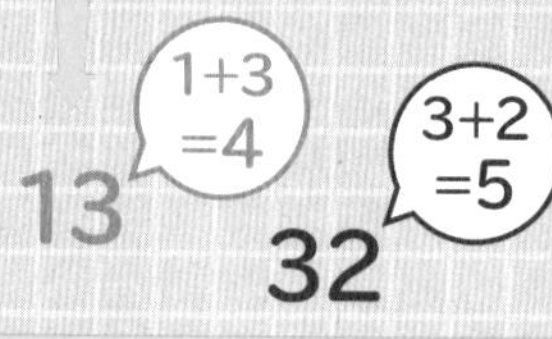

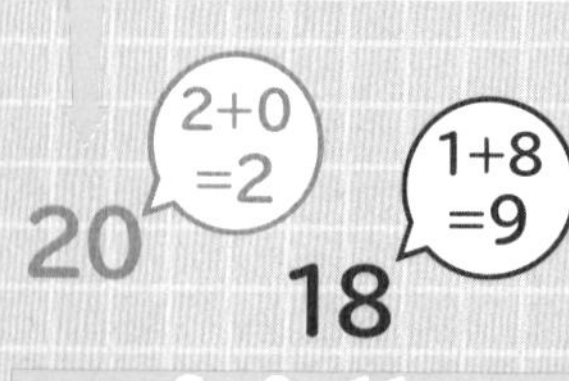

11

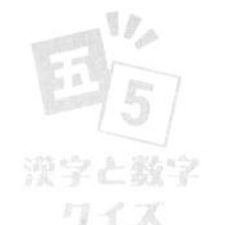

Question 39

こんな数式あるのかな

次の式は、どちらも、あるものを使った計算では合っているのだけど、□に入る数が何か、わかるかな?それにしても、どうしてこんな式になるんだろうね

1

5 − 4 = 1

3 − 1 = 0

7 − 5 = □

8 − 4 = 1

9 − 6 = 0

2

3 + 2 = 5

4 + 7 = 11

5 + 9 = 2

6 + 10 = □

8 + 5 = 1

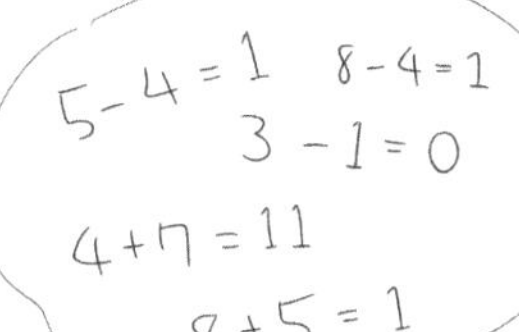

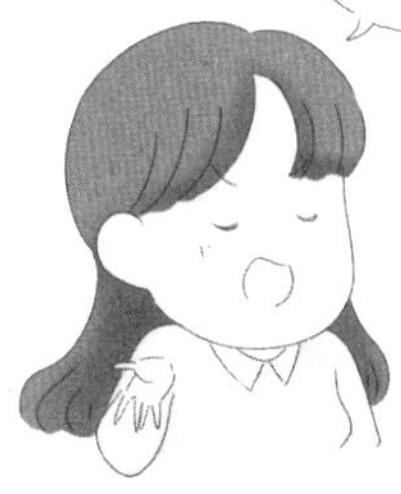
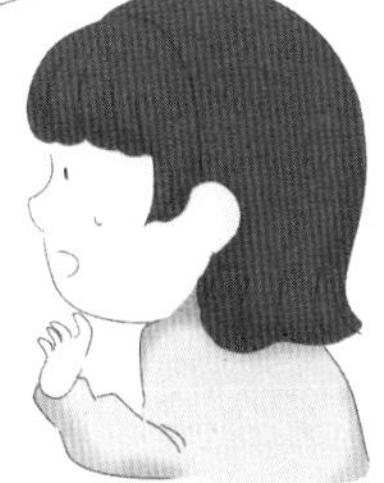

0

これは、1月から12月の日数を基にした式なんだよ

5−4＝1は、5月の31日から4月の30日を引いた、31−30＝1

3−1＝0は、3月の31日から1月の31日を引いた、31−31＝0

8−4＝1は、8月の31日から4月の30日を引いた、31−30＝1

9−6＝0は、9月の30日から6月の30日を引いた、30−30＝0

だから、7−5＝□は、7月の31日から5月の31日を引いて、31−31＝0ってわけだ!

4

これは、時計の時刻を基にした式なんだよ

3＋2＝5は、3時の3から2時間の2進むと、5時の5

4＋7＝11は、4時の4から7時間の7進むと、11時の11

5＋9＝2は、5時の5から9時間の9進むと、2時の2

8＋5＝1は、8時の8から5時間の5進むと、1時の1

だから、6＋10＝□は、6時の6から10時間の10進むと、4時の4になるんだ!

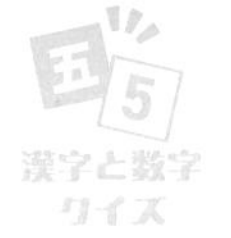

二字熟語の真ん中の共通漢字

例に書かれているように、4つの二字熟語が並んでいる中で、真ん中の□に入る共通する漢字は何か、わかるかな？

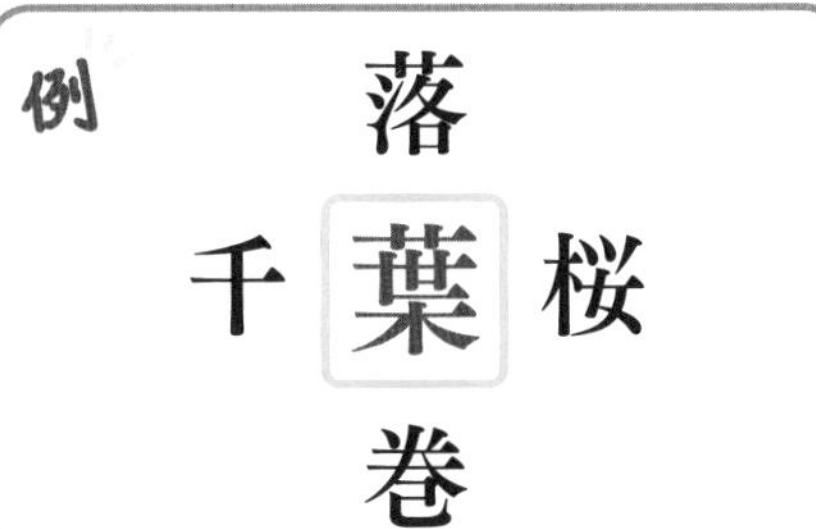

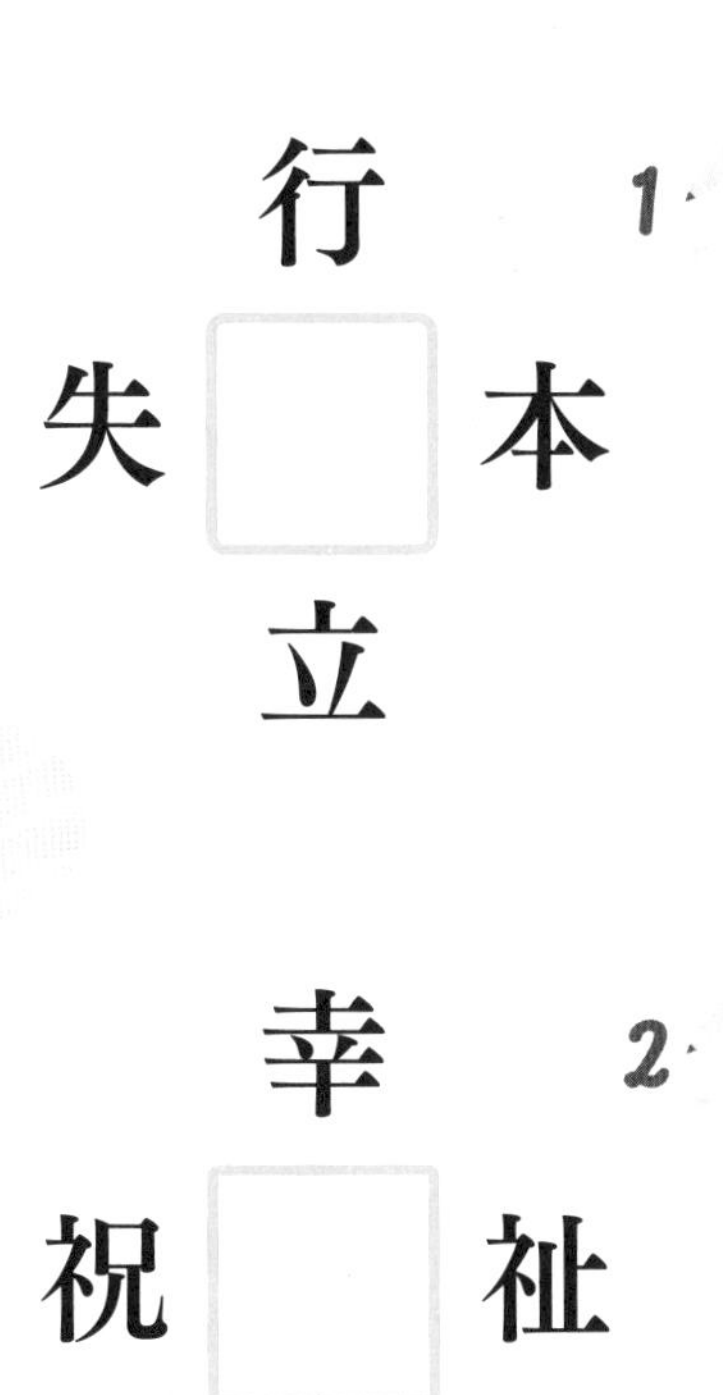

3.

平

視 □ 球

営

4.

肩

分 □ 柄

長

5.

門

高 □ 原

明

6.

消

悪 □ 聞

気

7

	墓	
風	□	馬
	蔵	

8

	夏	
滑	□	前
	手	

9

	微	
情	□	帯
	血	

10

	同	
片	□	雨
	間	

1
行
失 脚 本
立

2
幸
祝 福 祉
音

3
平
視 野 球
営

4
肩
分 身 柄
長

5
門
高 松 原
明

6
消
悪 臭 聞
気

7
墓
風 穴 馬
蔵

8
夏
滑 空 前
手

9
微
情 熱 帯
血

10
同
片 時 雨
間

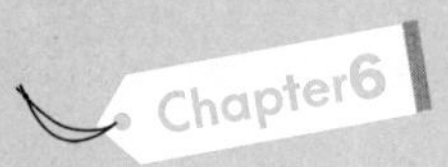

常識クイズ

街中で見かけたり、普段の生活の中で
知っているはずのアレ、どうだったかなぁ？
と、あらためて**自分の常識**がどれくらいだったか確かめてみるのもいいかもね！

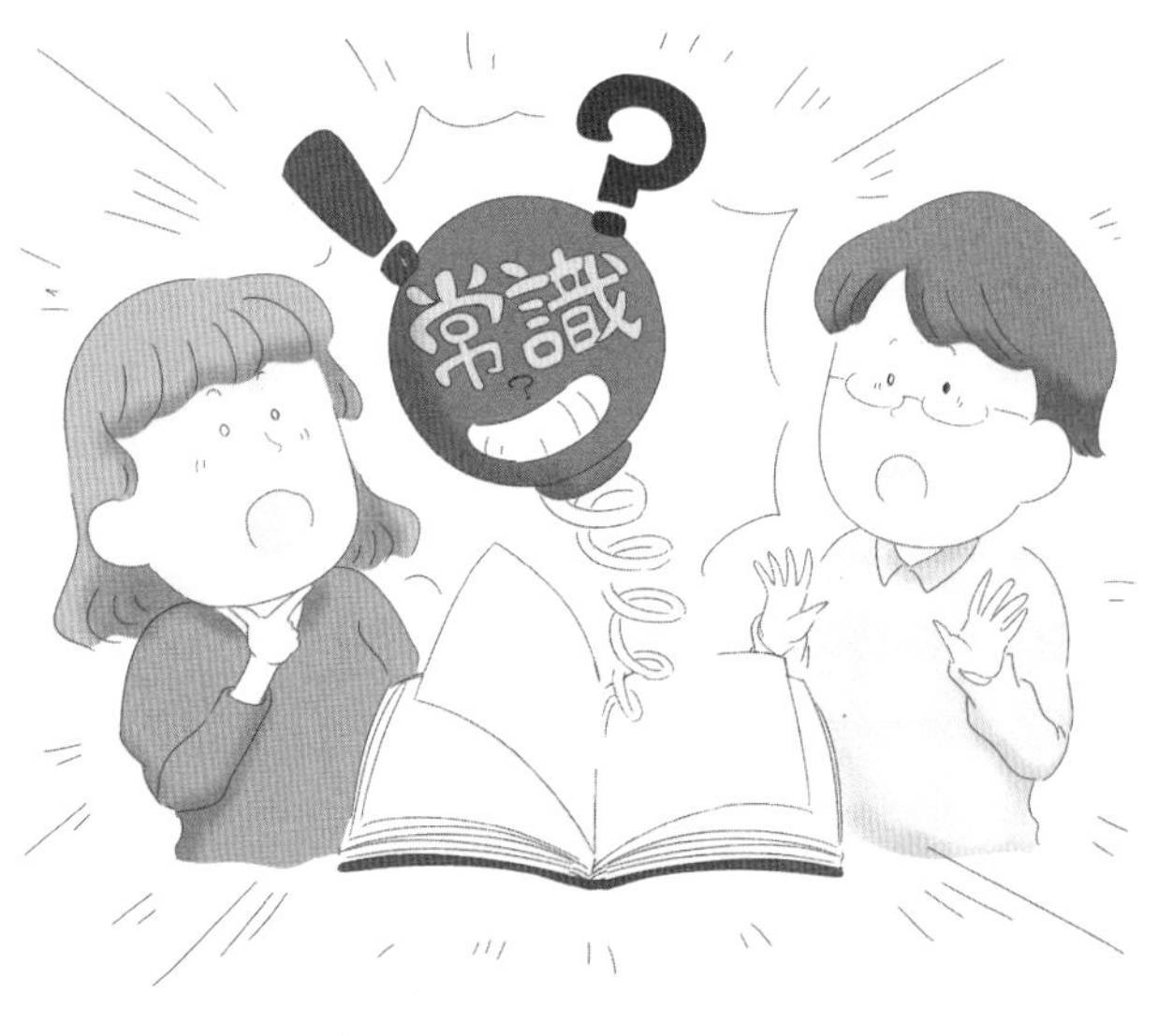

Question
41

物の正しい数え方

日本には独特の物の数え方があるのは知ってるよね。
では、次の物は、どのように数えるのでしょう？

1 豆腐

2 箸（はし）

3 ざるそば

4 電灯

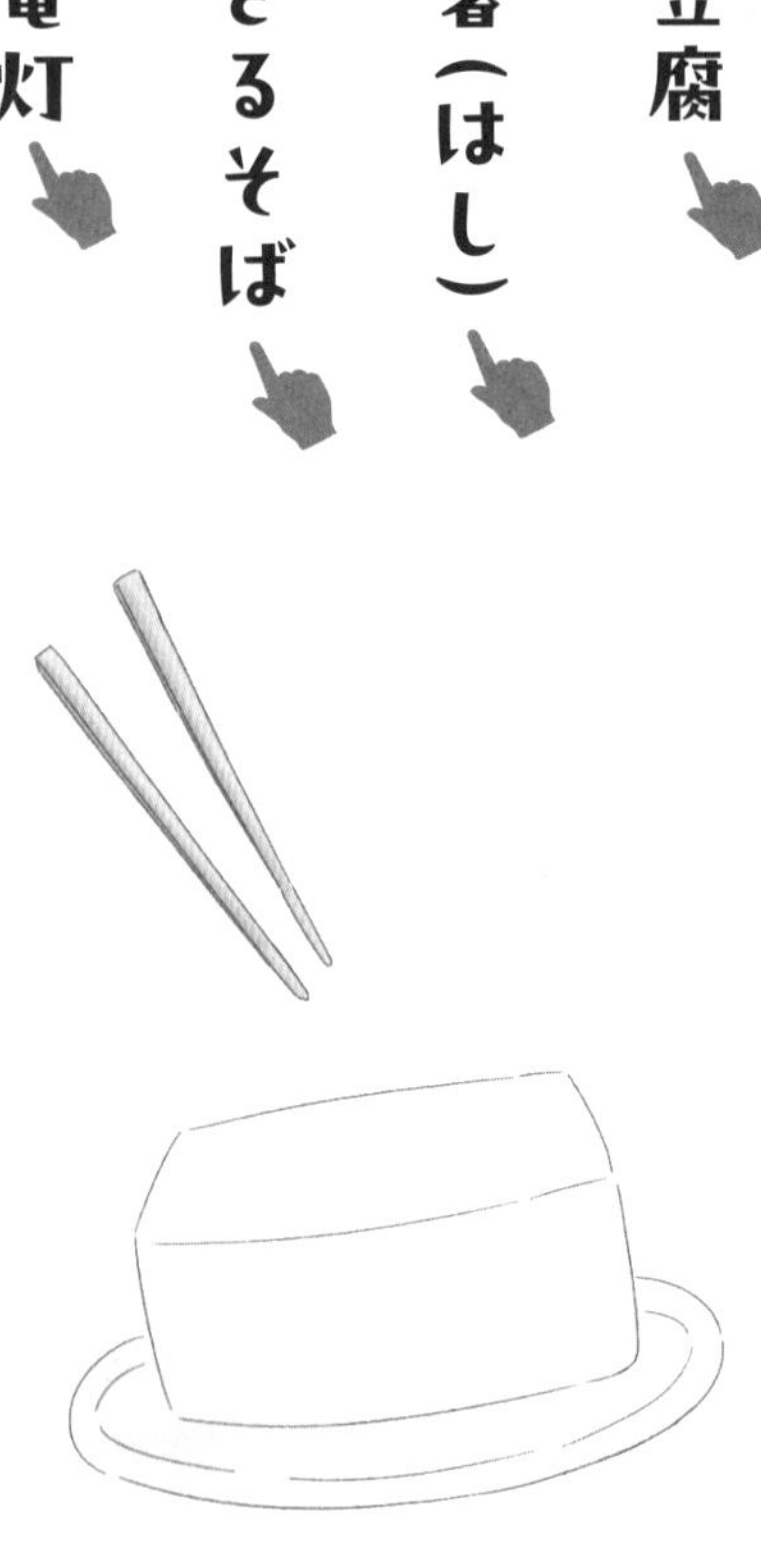

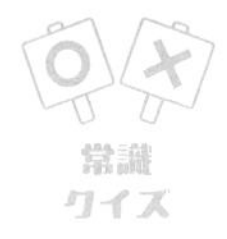

5 数珠

6 海苔

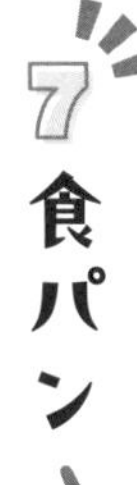

7 食パン

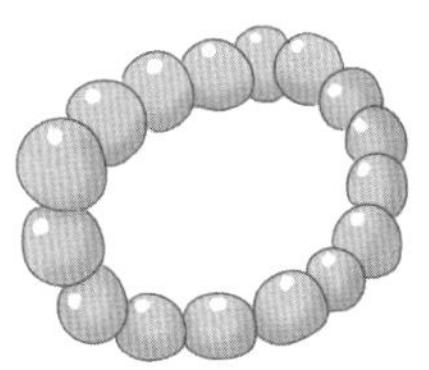

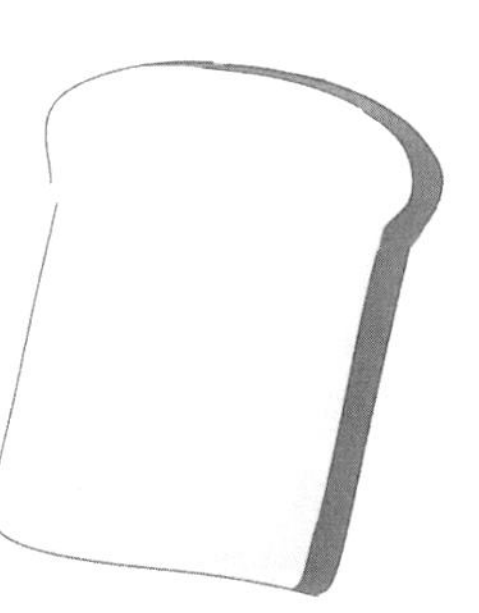

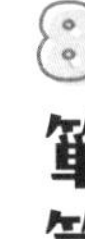

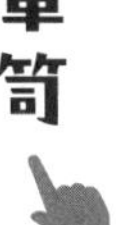

8 箪笥

9 白菜

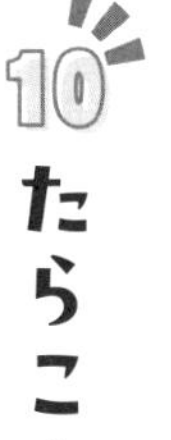

10 たらこ

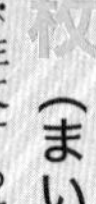

1 丁（ちょう）

※博打で「丁」とは偶数のことで、昔は2個で「一丁」でした

2 膳（ぜん）

※箸は2本で一組なので食事をする際には「一膳」と数えますが、割り箸などは「本」、また、箸を用意する時などには「組」や「揃え」「具（ぐ）」と数えることもあります

3 枚（まい）

※注文する時には「一人前」や「一丁」でも間違いではありません

4 灯（とう）

※電灯は通常「一灯、二灯」と数えますが、家庭用の照明器具は「台」、蛍光灯や懐中電灯は「本」、大きな照明は「基」など、照明用具によって変わります

5 連（れん）

※基本的には「連」ですが、「具（そろい・ぐ）」と数えることもあります

6 帖（じょう）

※全型と呼ばれる21㎝×19㎝の大きさの海苔1枚が、10枚で1帖になります

7 斤（きん）

※これはカットする前の食パンの数え方で、スライスしたものは「一枚、二枚」

8 棹（さお）

※江戸時代には箪笥を棹に通して運んでいたところから、こう呼ばれるようになりました

9 株（かぶ）

※根があるものなので通常は「一株」と数えますが、売っているものは「個」や「玉」で数えることもあります

10 腹（はら）

※スケトウダラの卵であるたらこは、お腹に左右2つあるので、2本一組で「一腹」になります

Question 42

よく見かけるピクトグラム

街の中でよく見かけるピクトグラムの案内記号で、正しいのはどれわかるかな？

非常口

①　②　③

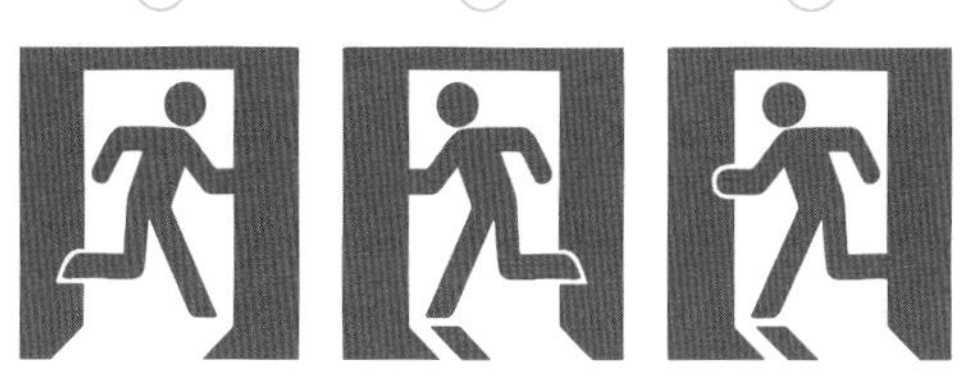

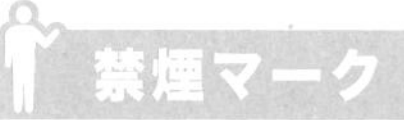
禁煙マーク

①　②　③

エレベーター

①　②　③

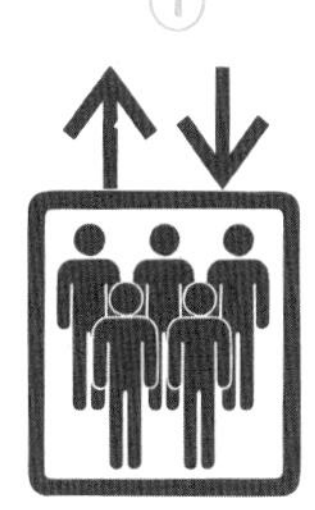

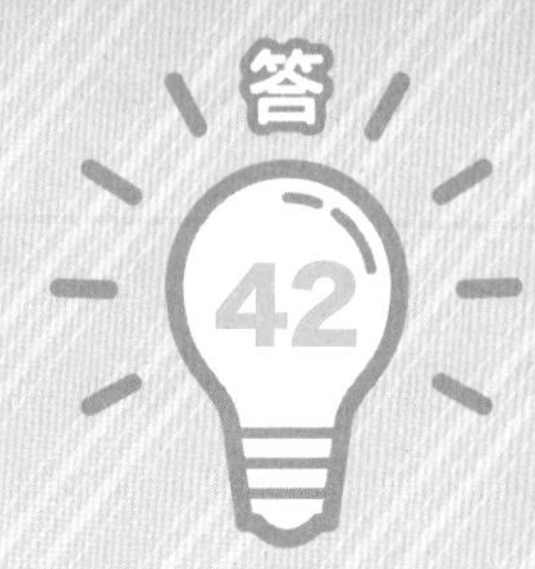

非常口：②

禁煙マーク：①

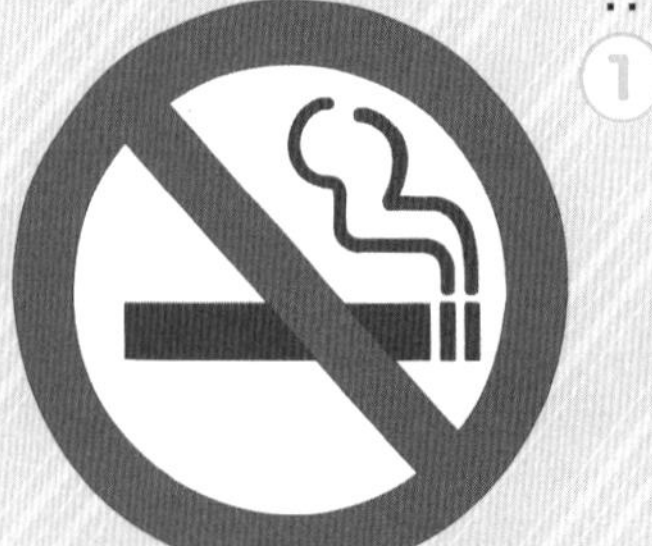

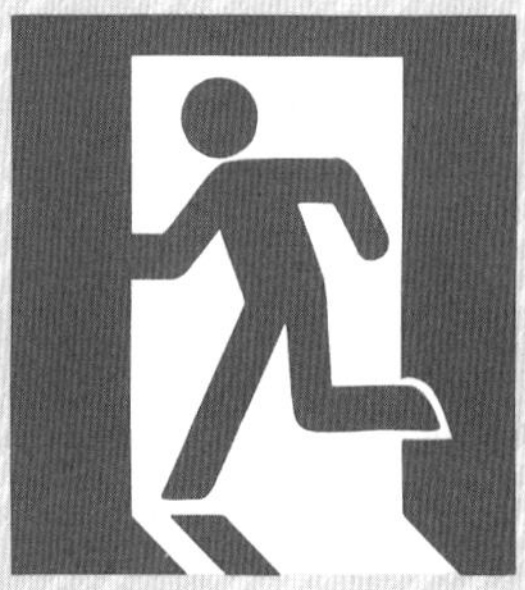

エレベーター：③

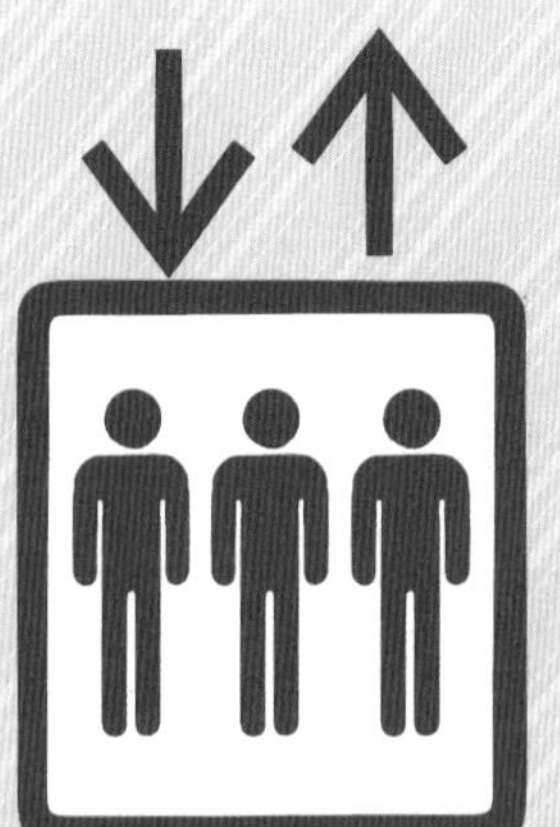

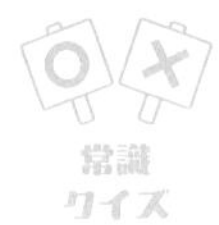

Question
43

硬貨には表と裏がある

最近はあまり見かけなくなった人も多いと思うけど、
次の硬貨の図柄で正しいのはどれかな？
ちなみに硬貨では、年号が書かれていない方が表と決められているんだよ

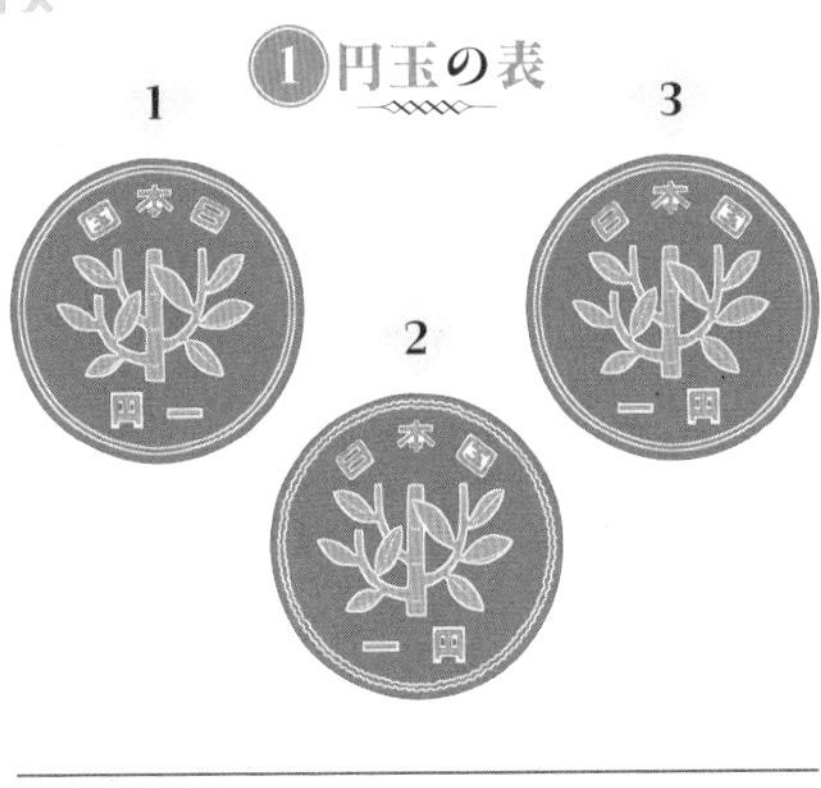

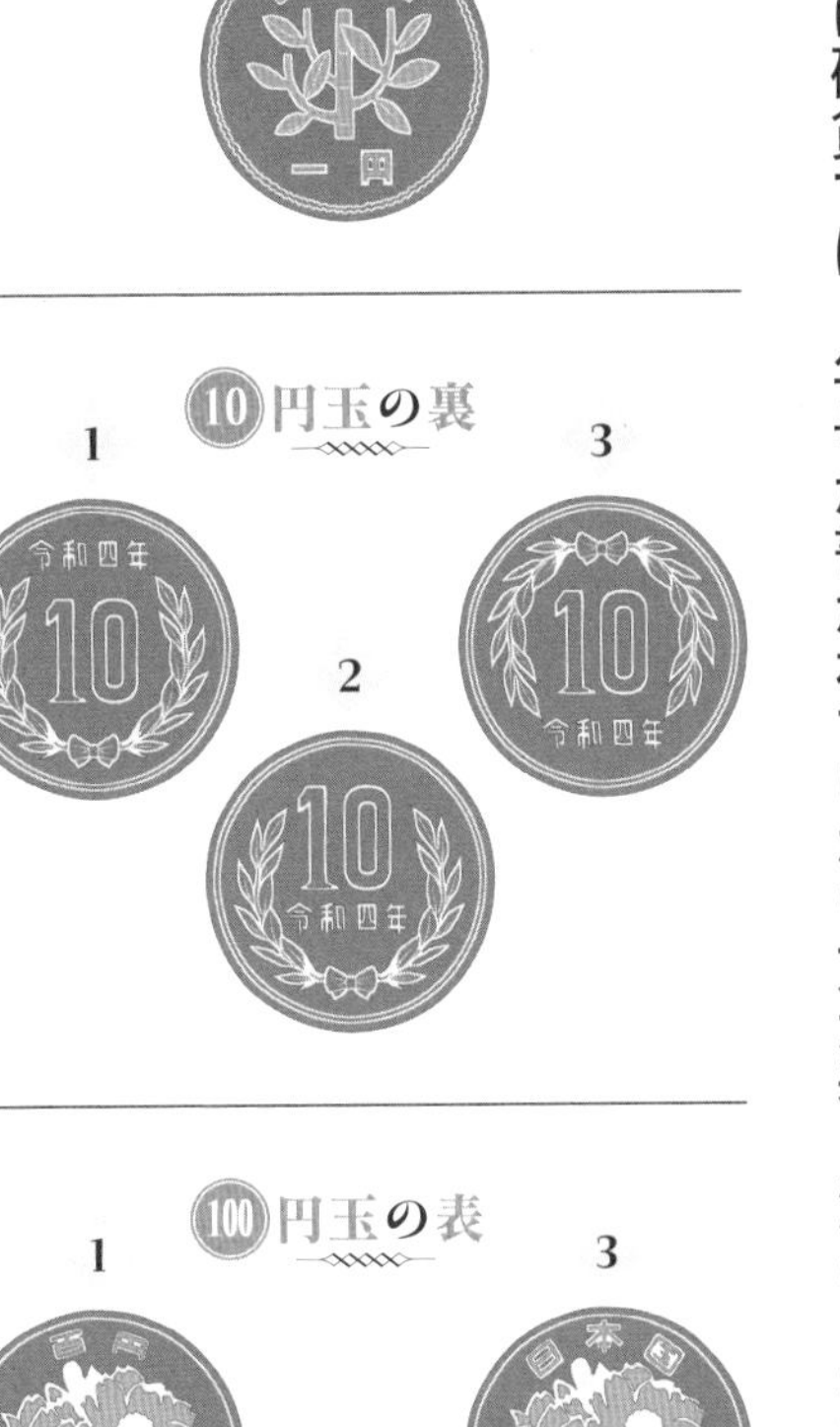

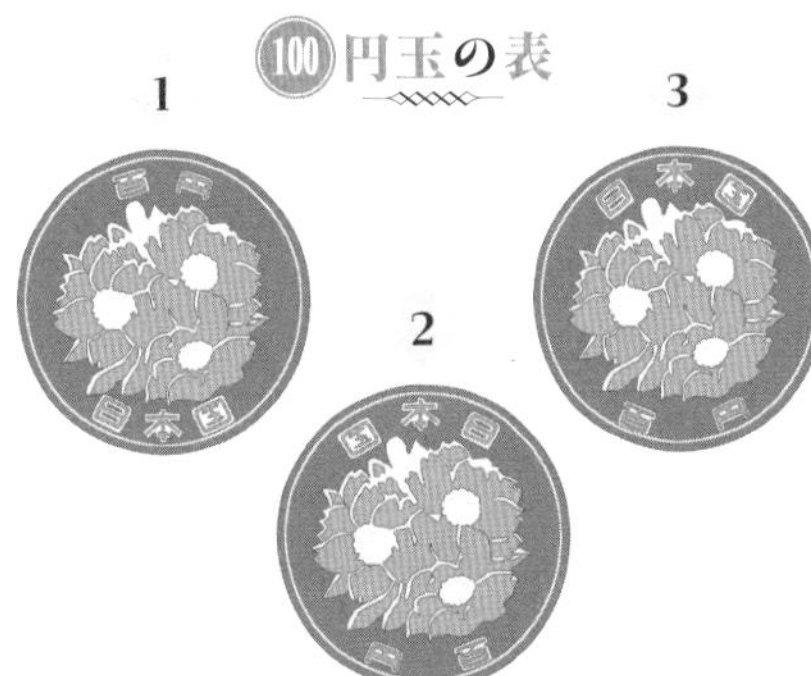

1円玉の表：3

10円玉の裏：2

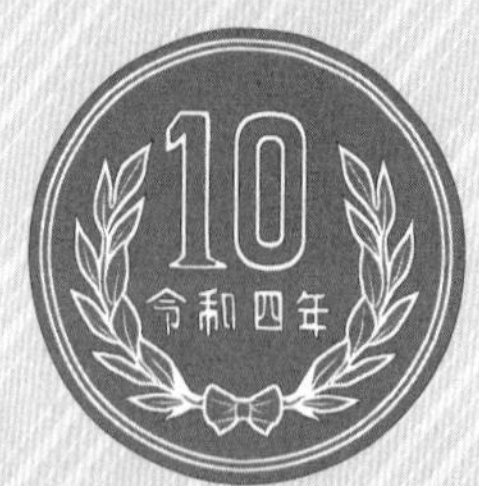

100円玉の表：3

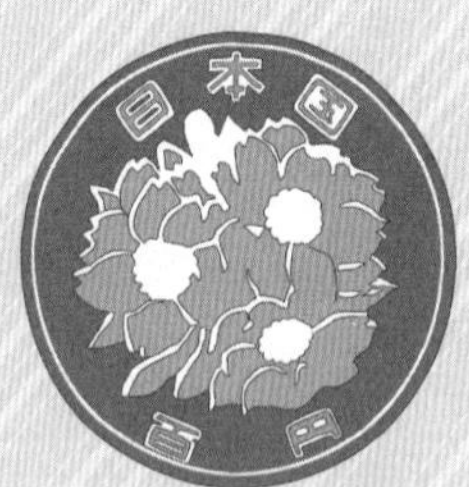

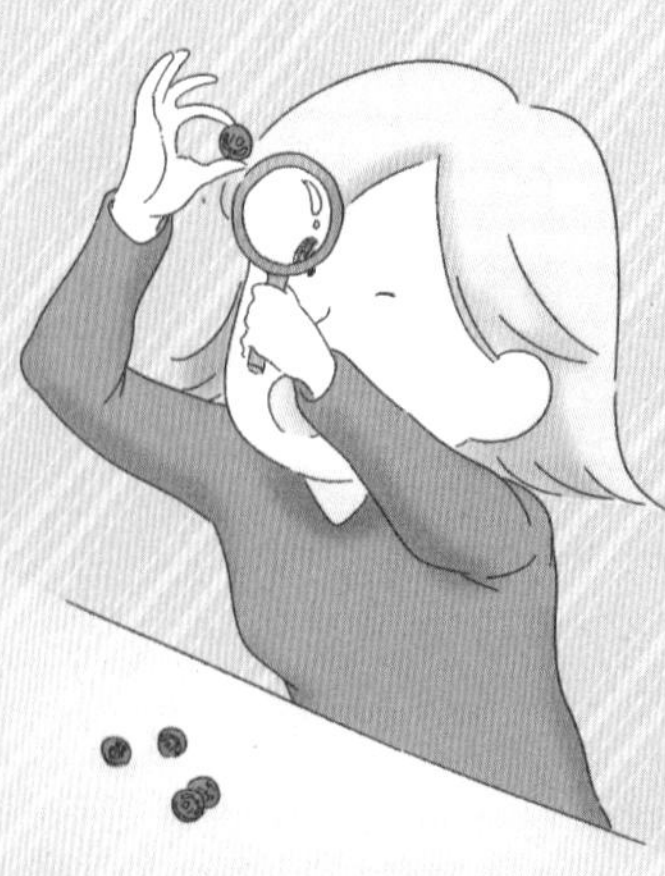

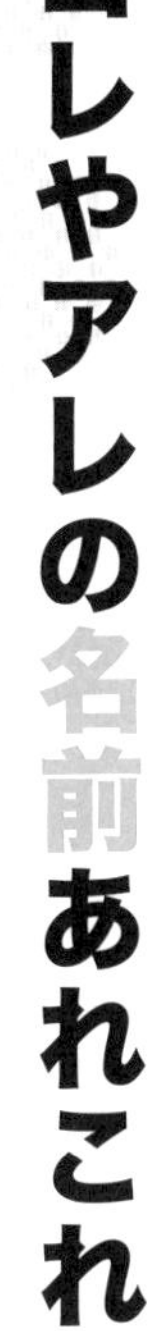

コレやアレの名前あれこれ

みんな普段見慣れているものばかりだけど、
コレやアレの正しい名前は何か、わかるかな？

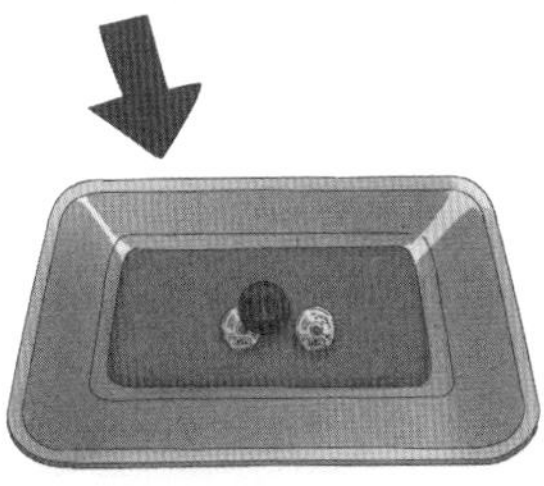

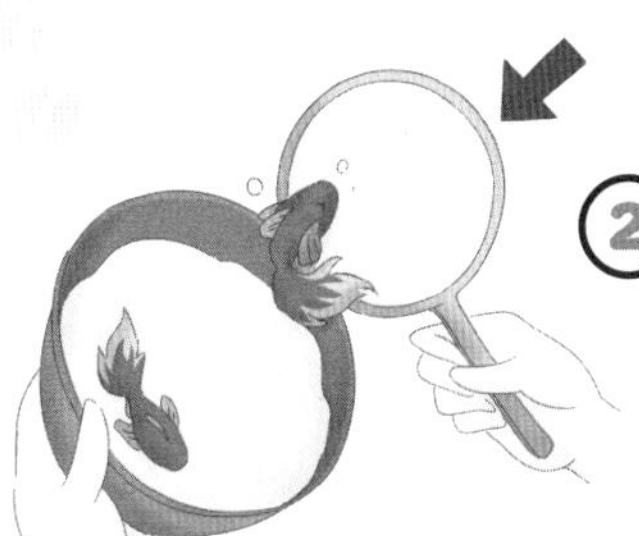

2 金魚すくいで
金魚をすくう
「アレ」

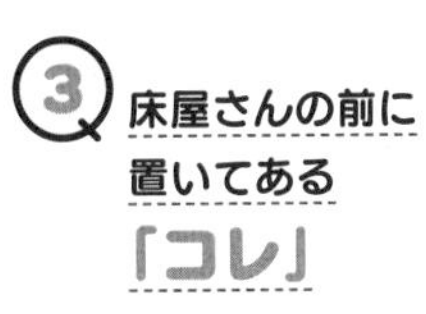

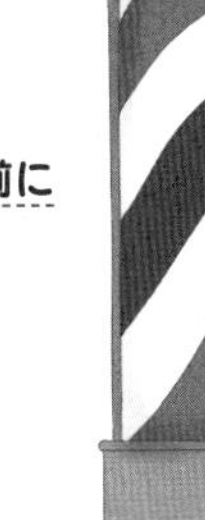

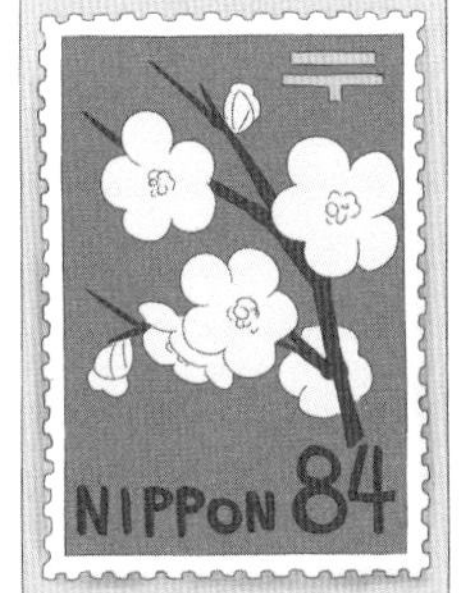

4 切手の周りの
「ギザギザ」
のこと

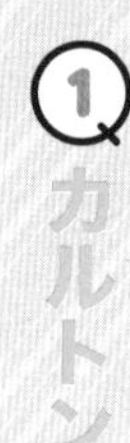

① カルトン

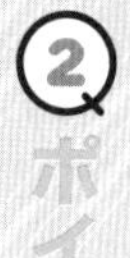

② ポイ

③ サインポール

④ 目打ち、英語でパーフォレーション

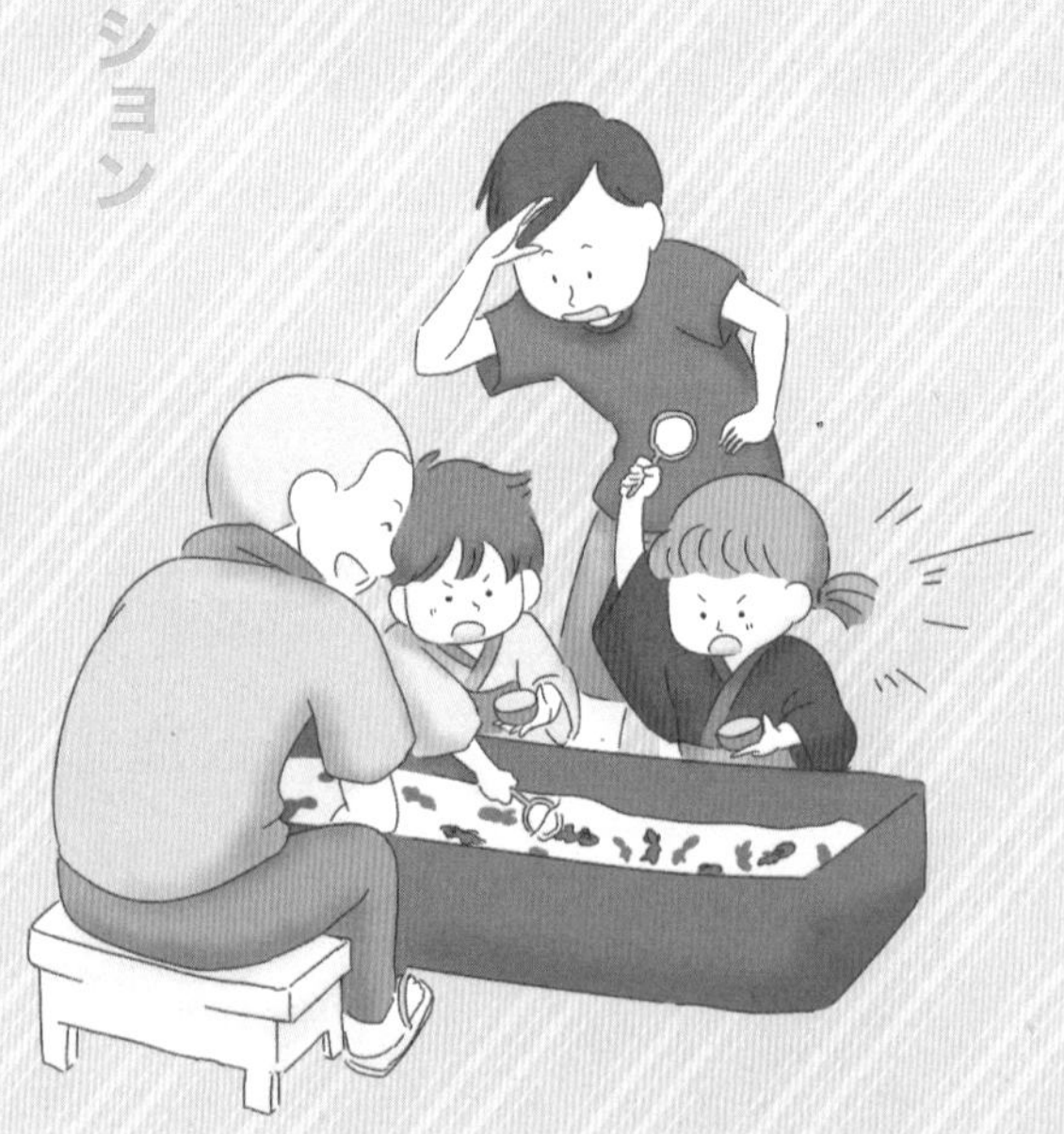

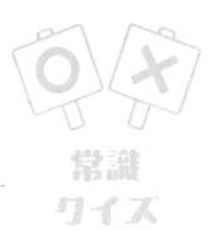

Question 45

これは何歳のことかな

60歳を「還暦（かんれき）」と言って、赤いちゃんちゃんこを着るのは知ってると思うけど、次に書かれているのは、それぞれ何歳のことか、わかるかな？

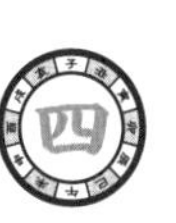
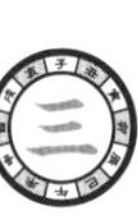
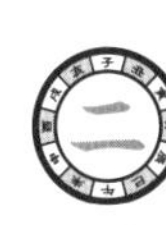
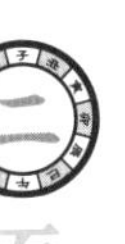
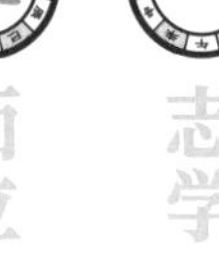
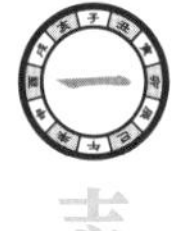
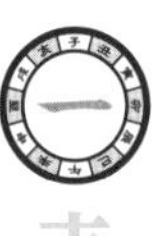
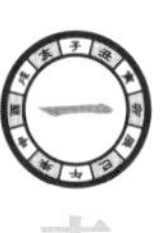
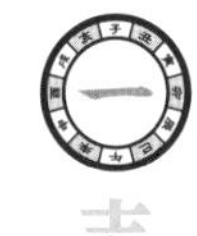
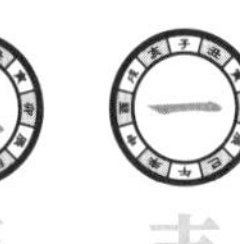
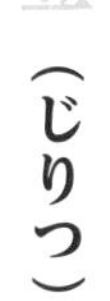

一　志学（しがく）

二　而立（じりつ）

三　不惑（ふわく）

四　知命（ちめい）

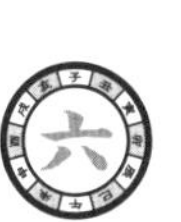
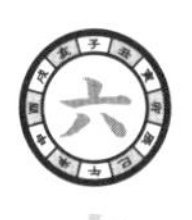
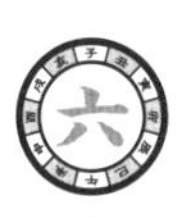
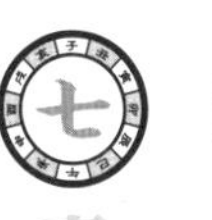
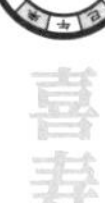
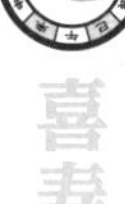
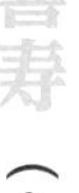
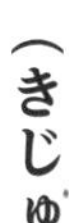
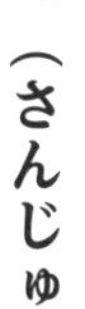

五　耳順（じじゅん）

六　古希（こき）

七　喜寿（きじゅ）

八　傘寿（さんじゅ）

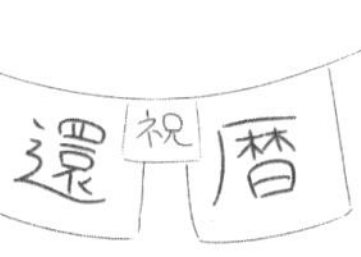

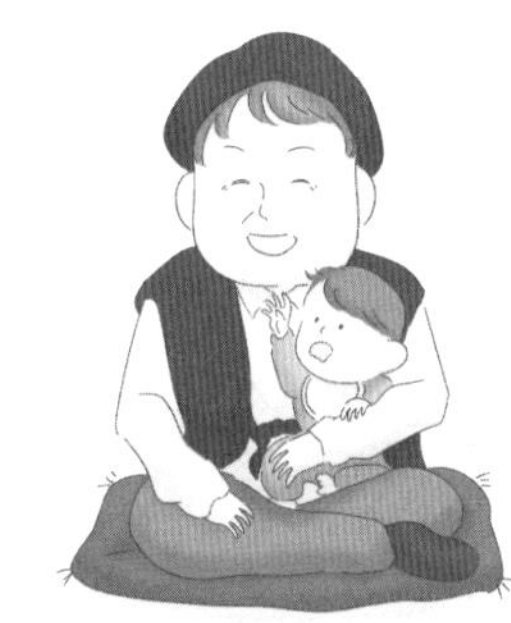

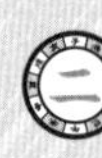
一 15歳：志学（しがく）

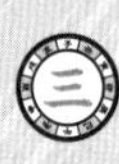
二 30歳：而立（じりつ）

三 40歳：不惑（ふわく）

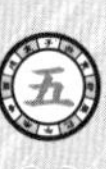
四 50歳：知命（ちめい）

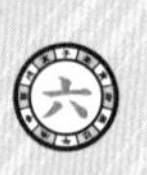
五 60歳：耳順（じじゅん）

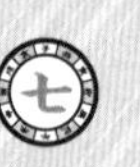
六 70歳：古希（こき）

七 77歳：喜寿（きじゅ）

八 80歳：傘寿（さんじゅ）

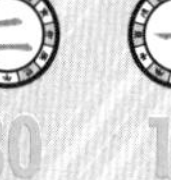
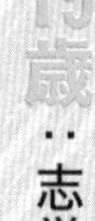
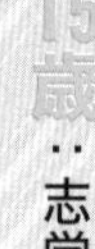
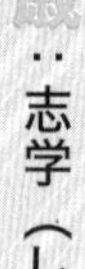
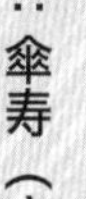
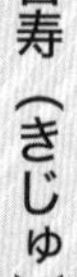
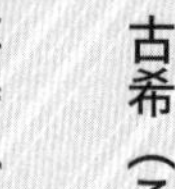
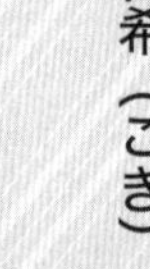

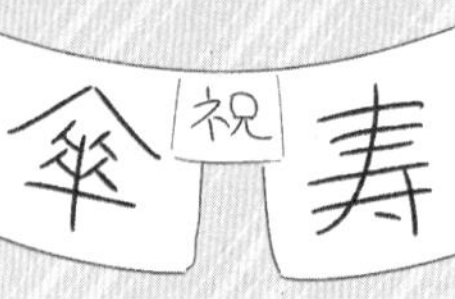

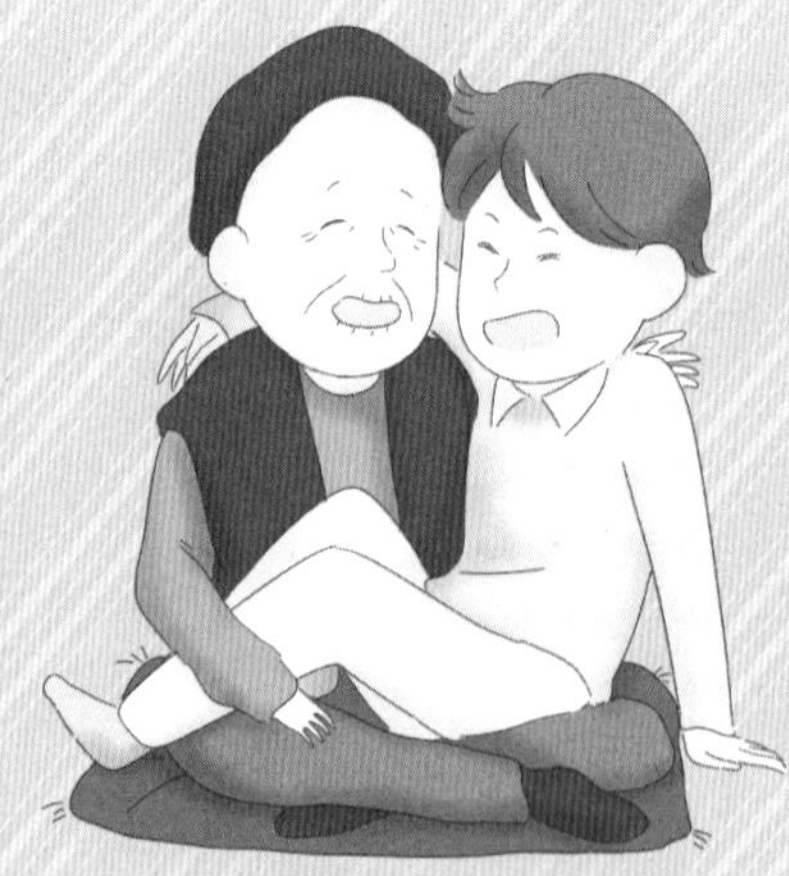

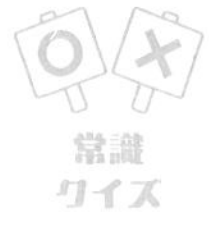

Question 46

日本の省と庁の正しい関係

日本には現在11の省があるのだけど、次の右に書かれている各庁は、左の6つの省のどこに所属しているか、わかるかな？

左と右を線で結んでみよう！

省	庁
法務省	出入国在留管理庁
	水産庁
財務省	気象庁
	スポーツ庁
文部科学省	林野庁
	中小企業庁
農林水産省	国税庁
	特許庁
経済産業省	海上保安庁
	文化庁
国土交通省	公安調査庁
	観光庁
	資源エネルギー庁

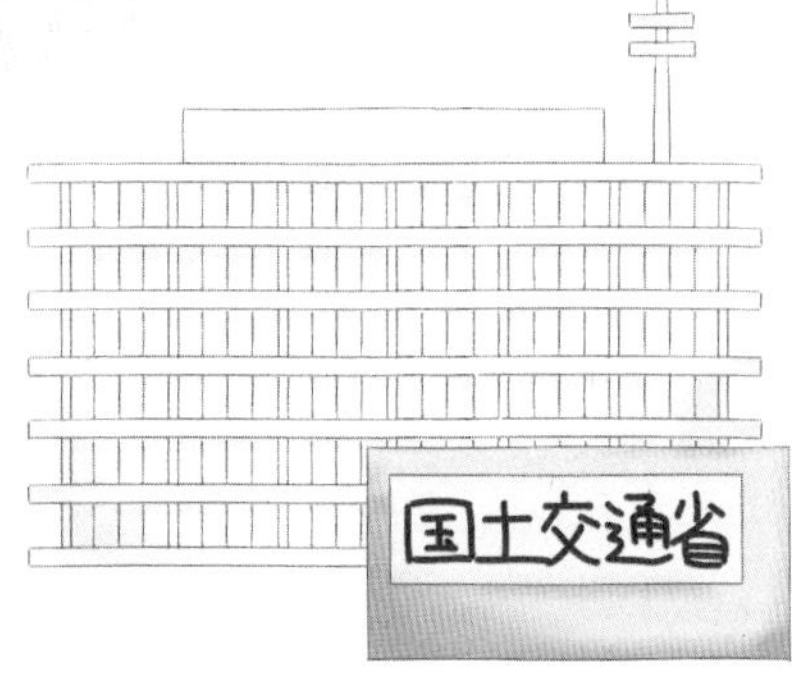

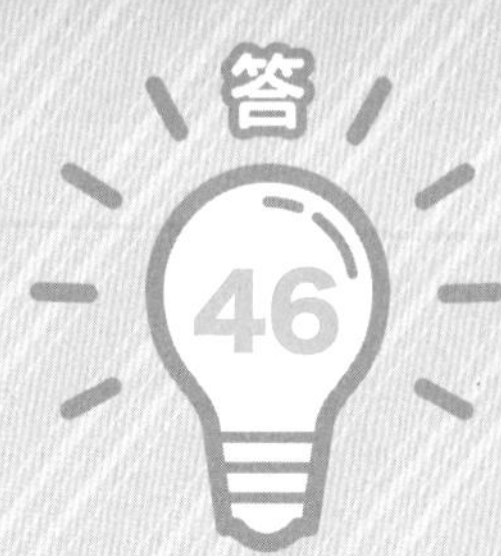

正解は次の通り！　いくつ合ってたかな？

省	庁
法務省	出入国在留管理庁、公安調査庁
財務省	国税庁
文部科学省	スポーツ庁、文化庁
農林水産省	水産庁、林野庁
経済産業省	中小企業庁、特許庁、資源エネルギー庁
国土交通省	気象庁、海上保安庁、観光庁

財務省

Question 47

あの歌この歌なんだっけ

誰もが口ずさんだことのある日本のこの歌の、正式なタイトル、わかるかな?

1
♫ 灯りをつけましょ　ぼんぼりに
お花をあげましょ　桃の花

2
♫ 菜の花ばたけに　入り日薄れ
見わたす山の端(は)　霞(かすみ)ふかし

3
♫ しろやぎさんから
お手紙ついた
くろやぎさんたら
読まずに食べた

4
♫ 夏が来れば思い出す
はるかな尾瀬　遠い空

5
♫ ぶんぶんぶん　蜂が飛ぶ
お池のまわりに
野ばらが咲いたよ

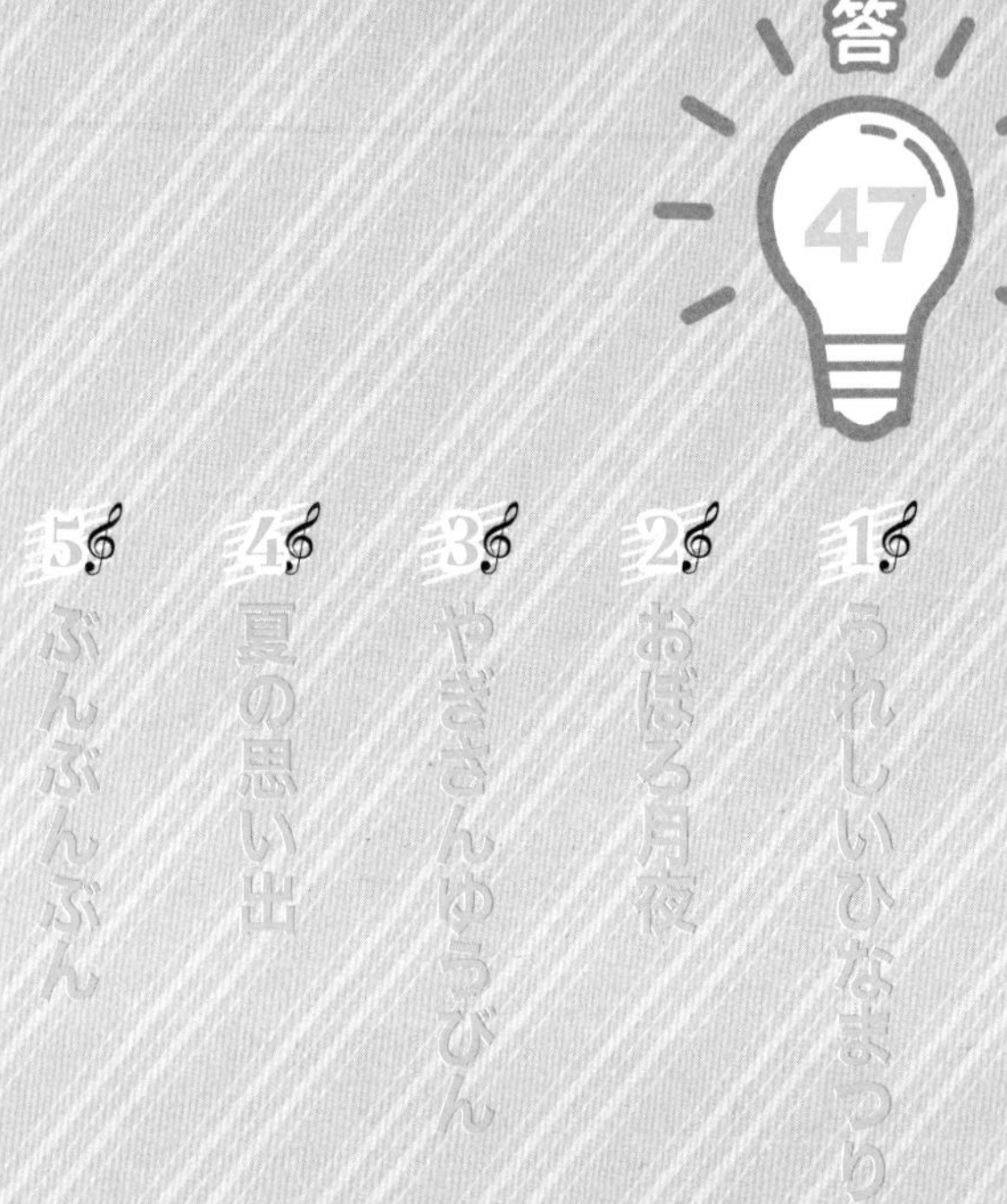

答 47

1. うれしいひなまつり
2. おぼろ月夜
3. やぎさんゆうびん
4. 夏の思い出
5. ぶんぶんぶん

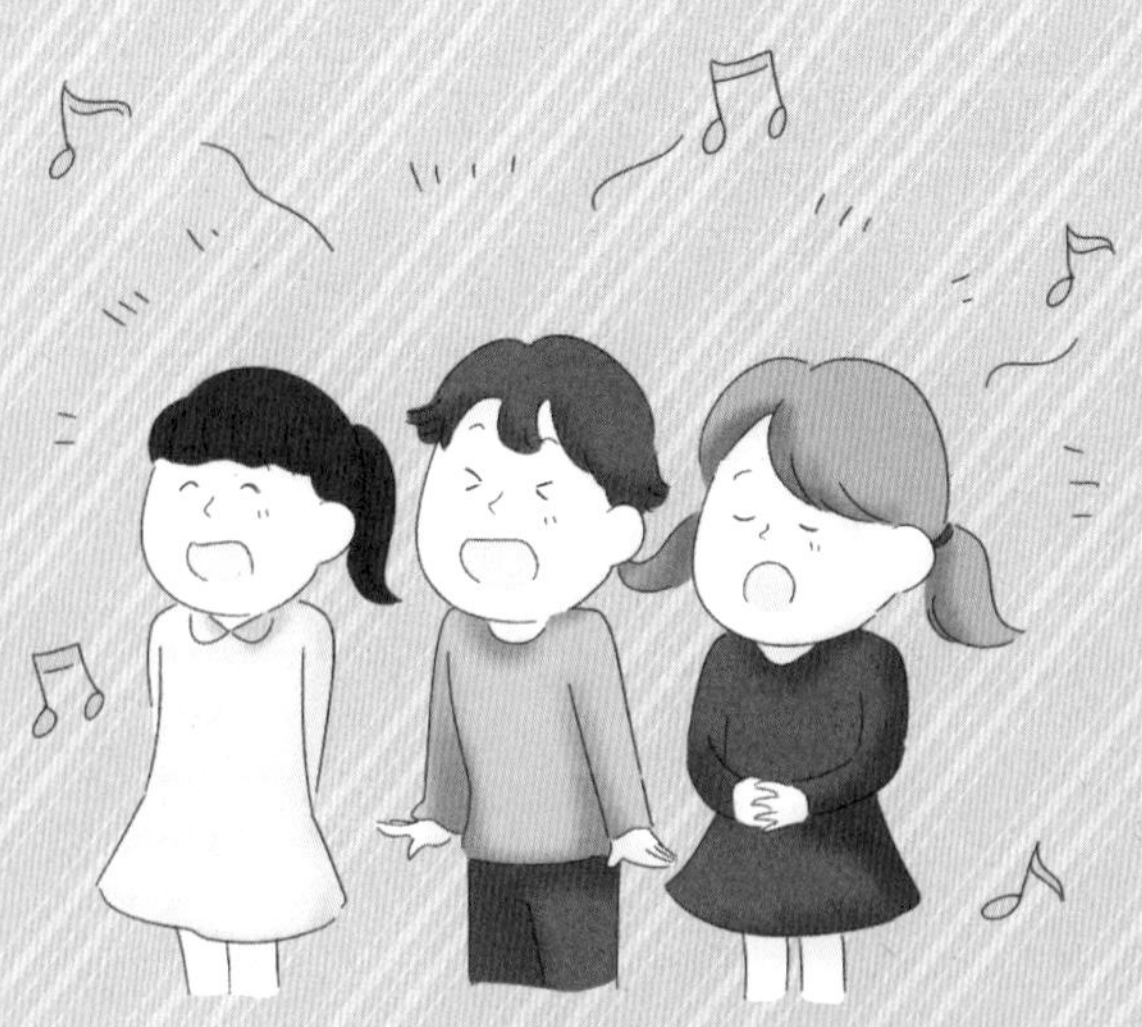

Question 48

本当はこんなだった略語

多くの人が持っている「スマホ」は「スマートフォン」の略だし、「パワハラ」は「パワーハラスメント」のこと。
ほかにも普段使っていて略されている言葉がいっぱいあるけど、
次のは、本当はどういう言葉の略なのか、知ってるかな？

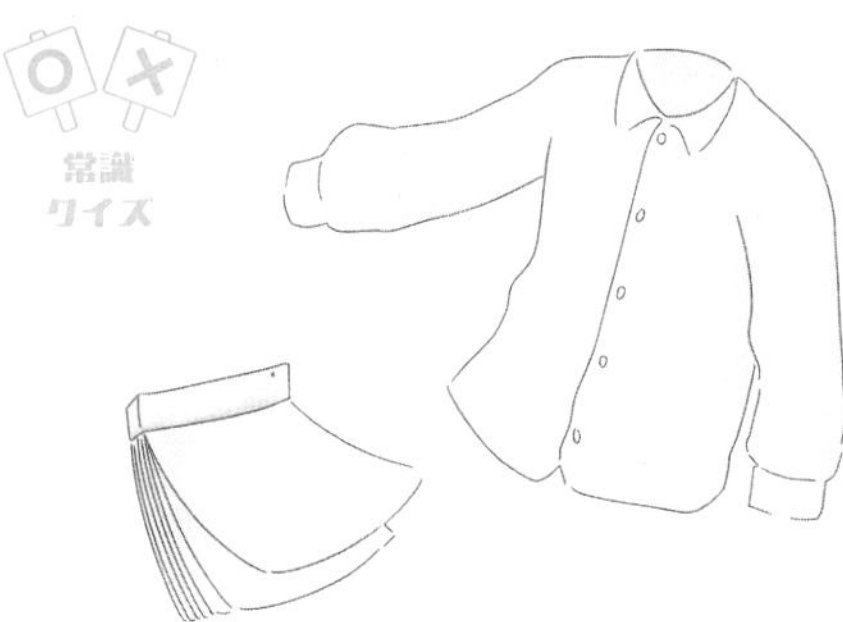

1 カラオケ

2 電卓

3 CM

4 おなら

5 首相

6 ダントツ

7 SF

8 ワイシャツ

9 教科書

10 メモ

答 48

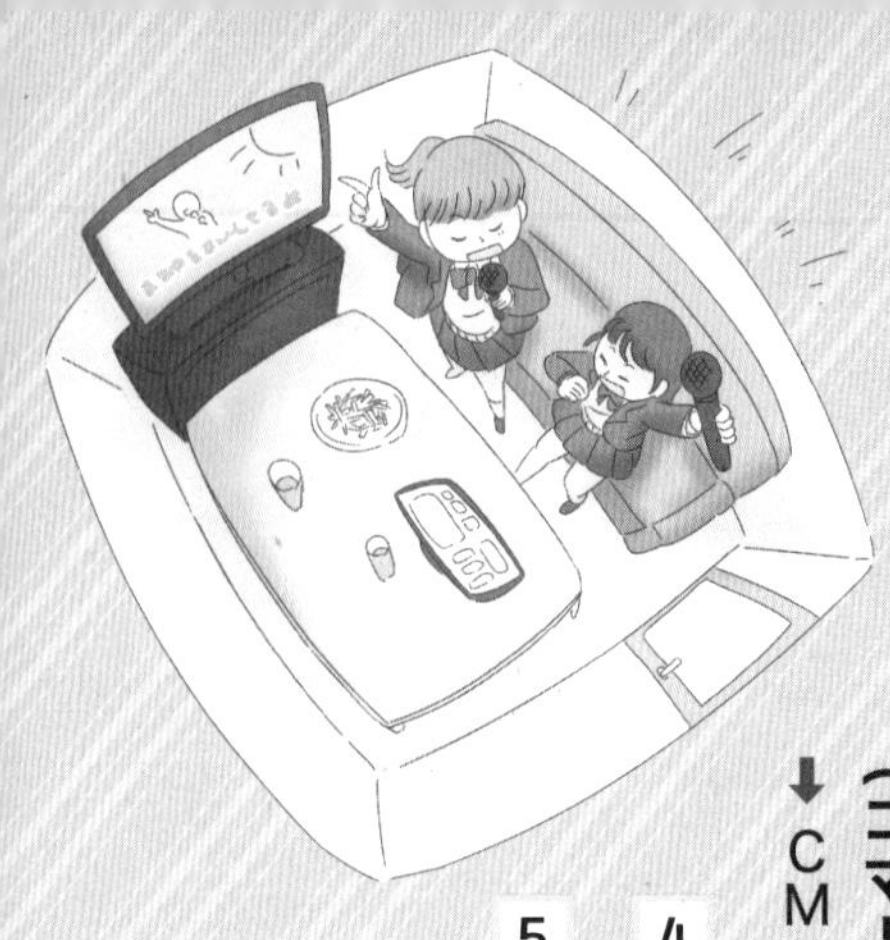

1 空(から)オーケストラ
↓カラオケ

2 電子式卓上計算機
↓電卓

3 Commercial Message
(コマーシャル・メッセージ)
↓CM

4 お鳴らし
↓おなら

5 首席宰相
↓首相

6 断然(だんぜん)トップ
↓ダントツ

7 Science Fiction
(サイエンス・フィクション)
↓SF

8 ホワイトシャツ
↓ワイシャツ

9 教科用図書
↓教科書

10 メモランダム
(memorandum)↓メモ

今や、元の言葉の方がわからなくなってるから、普段は略語でしょうがないね!

常識
クイズ

七草は春と秋で違うもの

中国の風習から伝わったといわれ、長寿や無病息災を願う七草粥の七草。
春と秋にあって、
春の七草はお粥に使う食べられるものばかりで、
秋の七草は主に鑑賞用のものなんだよね。
では、**春の七草**と**秋の七草**、
それぞれ、わかるかな？

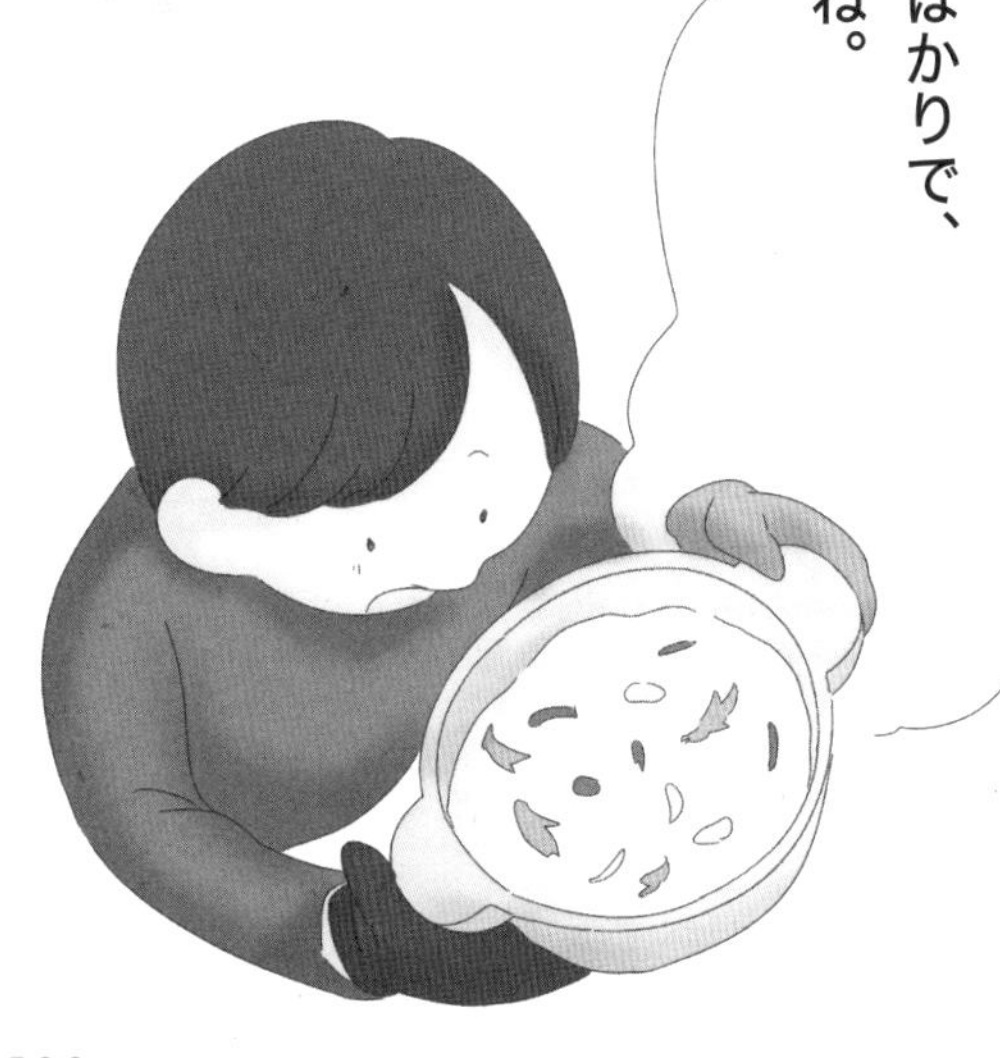

答 49

春の七草：セリ・ナズナ・ゴギョウ・ハコベラ・ホトケノザ・スズナ・スズシロ

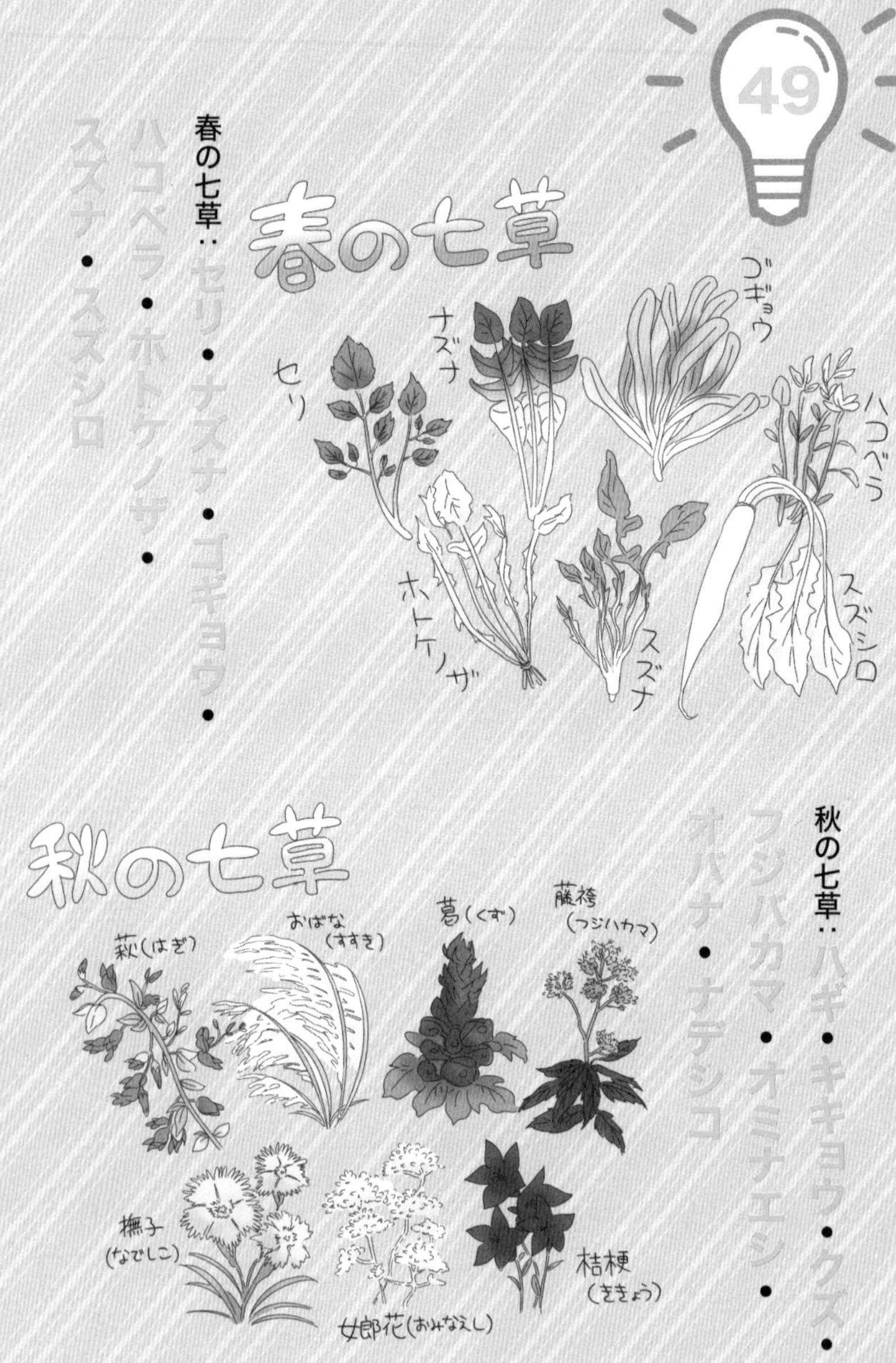

秋の七草：ハギ・キキョウ・クズ・フジバカマ・オミナエシ・オバナ・ナデシコ

ワールドクイズ

今やインターネットで**世界の情報**が
手に取るようにわかる時代になったけど、
みんなは、どれだけ世界のことを知っているかな？
クイズを楽しみながら、
世界に思いを馳せよう！

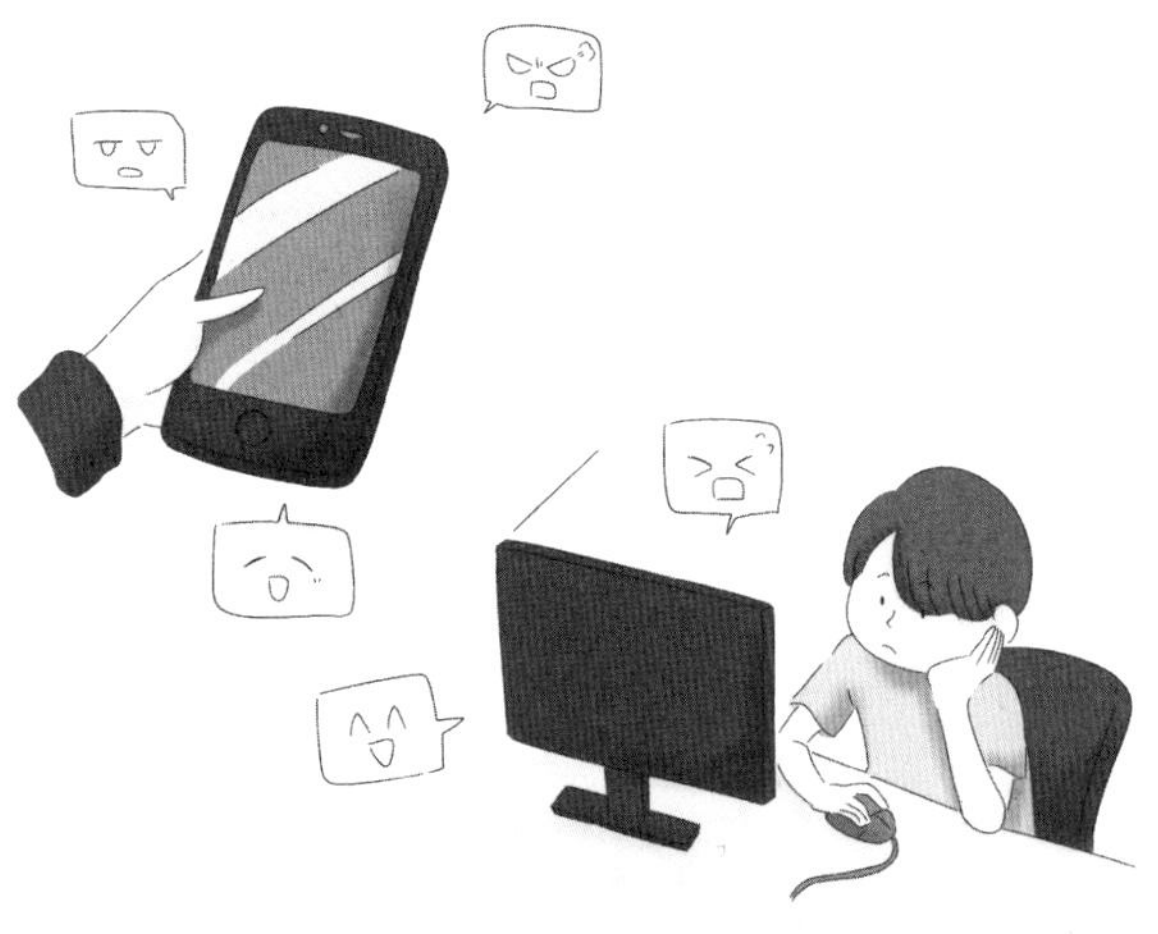

この国はなんだろう

まずは、頭を柔らかくする楽しいクイズから！
次のイラストで描かれているのは、
世界のどこの国や地域か
わかるかな？

1

毛毛
ア

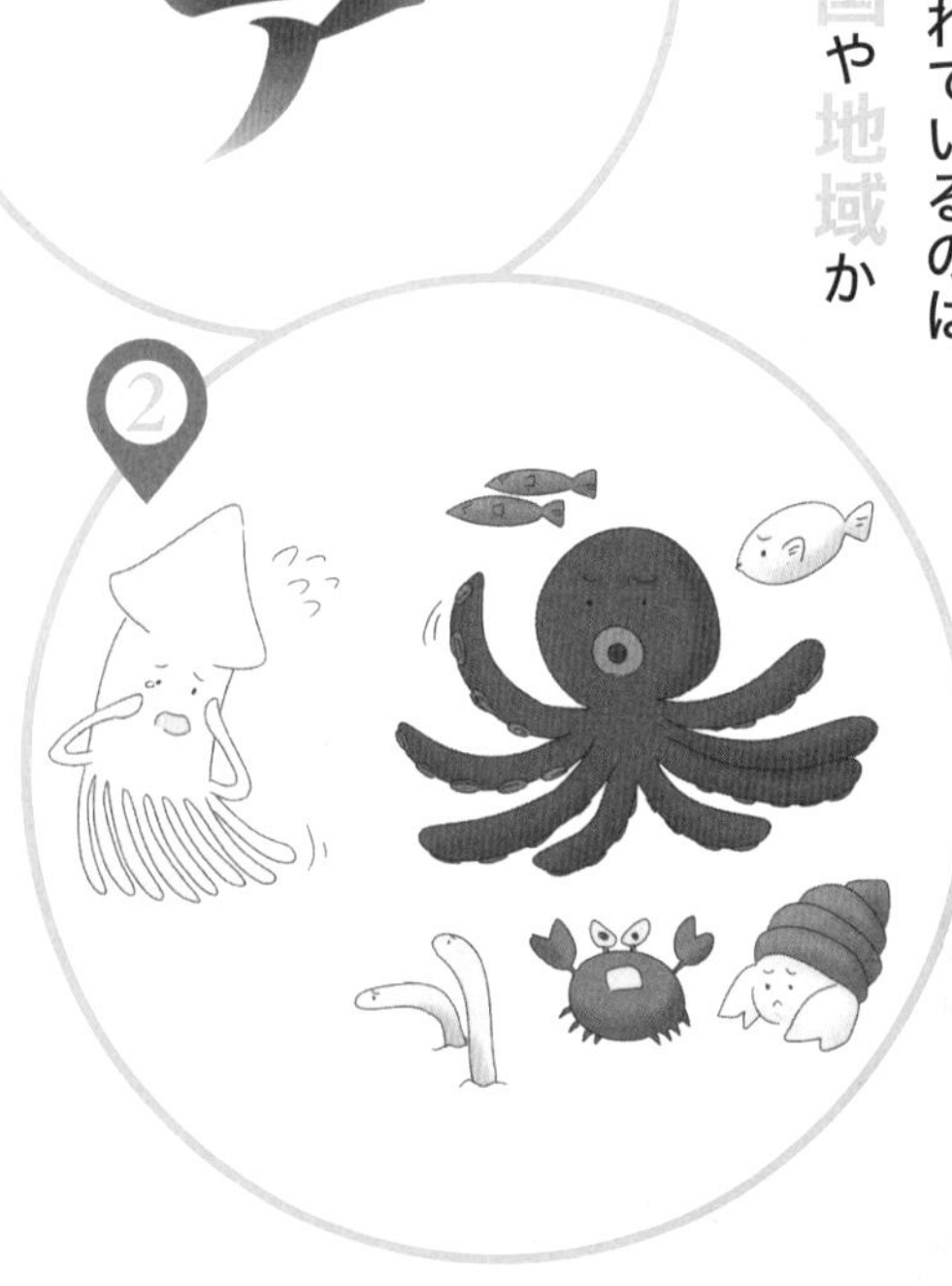

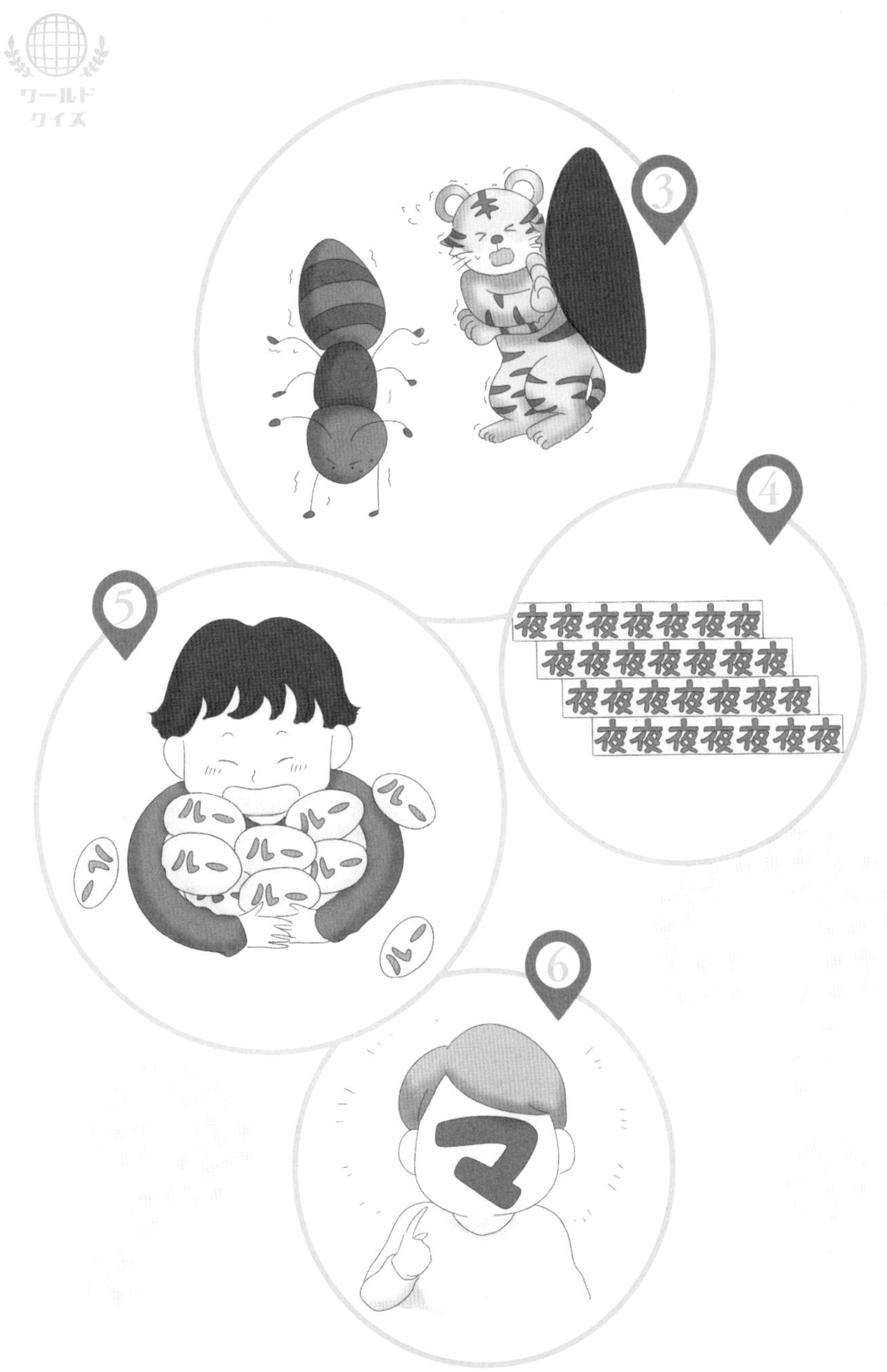
ワールド
クイズ
3
4
夜夜夜夜夜夜夜
夜夜夜夜夜夜夜
夜夜夜夜夜夜夜
夜夜夜夜夜夜夜
5
ルー
ルー
ルー
ルー
ルー
ルー
ルー
ルー
ルー
ルー
ルー
6
マ

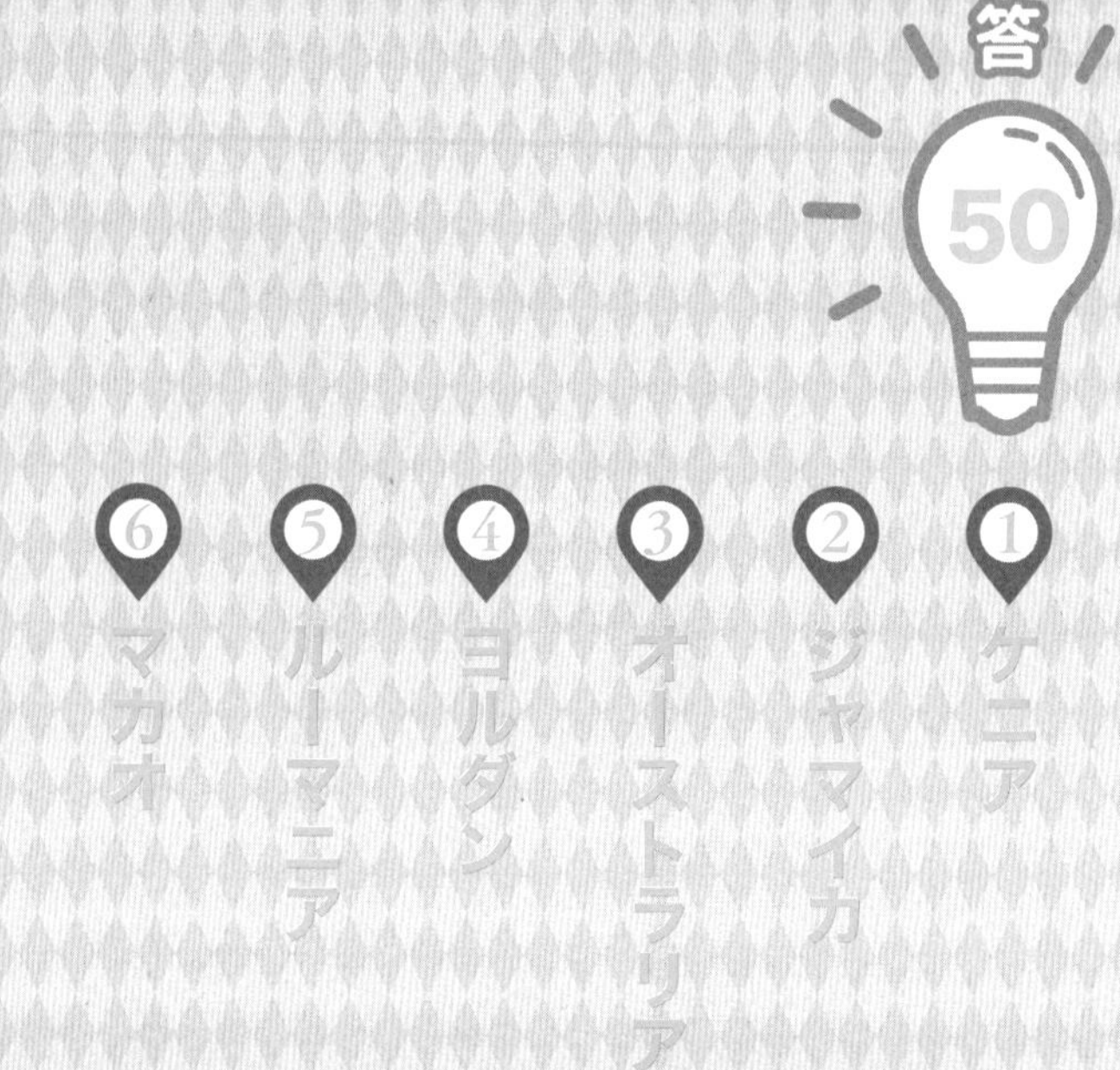
答
50
①ケニア
②ジャマイカ
③オーストラリア
④ヨルダン
⑤ルーマニア
⑥マカオ

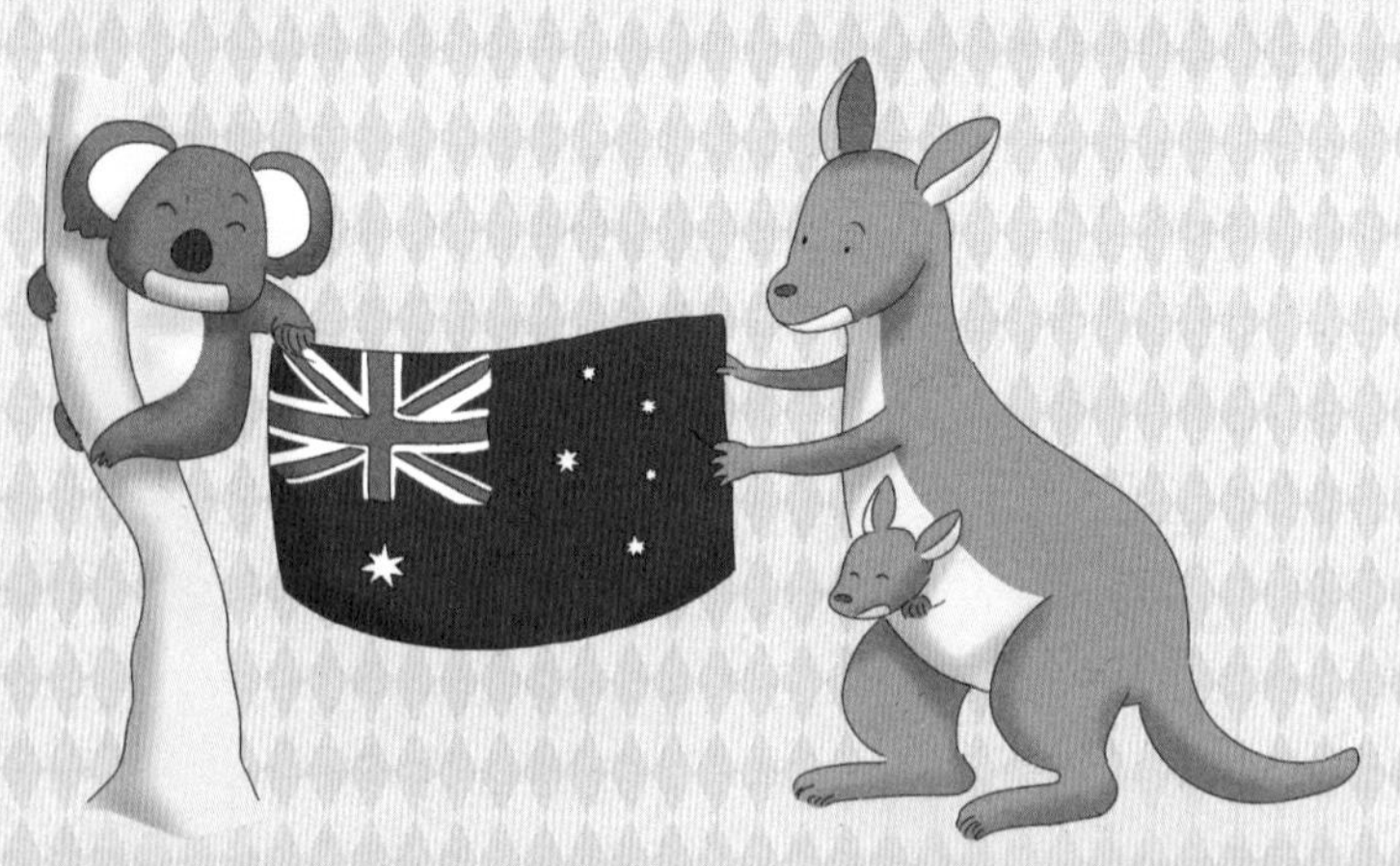

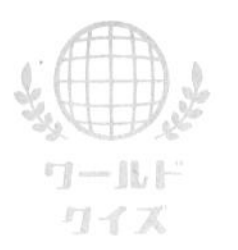
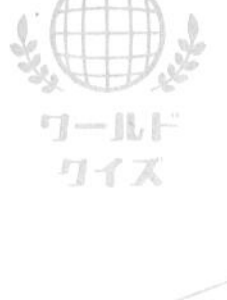

人名か地名かそれが問題だ

次に書かれているカタカナの言葉は、地名か人名のどっちかなんだけど、どっちだと思う?

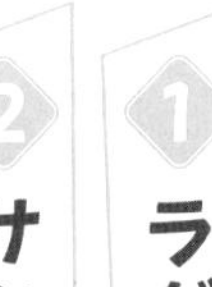
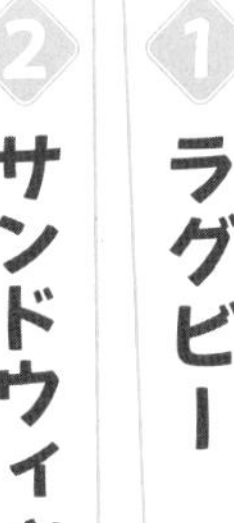

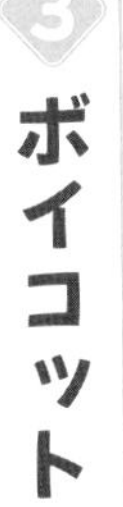

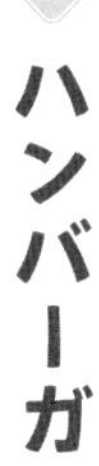
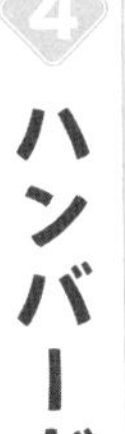

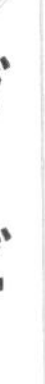

1 ラグビー

2 サンドウィッチ

3 ボイコット

4 ハンバーガー

5 ダービー

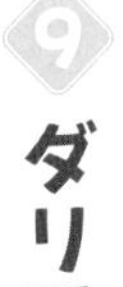
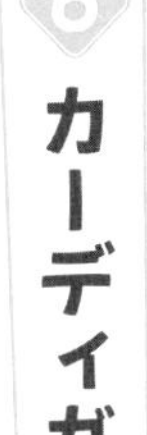
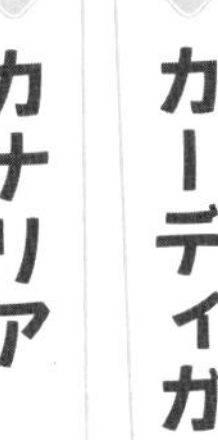

6 カーディガン

7 カナリア

8 カステラ

9 ダリア

1 地名【ラグビー】

※イングランドのラグビー市にあった公立学校ラグビー校のフットボールの試合で、いきなりボールを持って走り出したところから始まった

2 人名【サンドウィッチ】

※自分が所有していた町サンドウィッチの名をもらったゲーム好きのサンドウィッチ伯爵が、ゲームをしながら食べられるものとして考えついたもの

3 人名【ボイコット】

※19世紀のアイルランドで小作人たちから排斥された、土地管理人をしていた軍人のチャールズ・ボイコット大尉の名から

4 地名【ハンバーガー】

※アメリカの代表的な食べ物のように思われているが、本来はドイツのハンブルクで生まれたもので、ハンブルク風ステーキがアメリカに渡り「ハンバーガー」となった

5 人名【ダービー】

※近代競馬発祥の地イギリスで一七八〇年に同レースを創設した、第12代ダービー卿エドワード・スミス＝スタンリーの名から

6 人名【カーディガン】

※クリミア戦争時にイギリス陸軍の第7代カーディガン伯爵が、負傷兵が着やすいようにセーターを前開きにしてボタンで留められるようにしたことから

7 地名【カナリア】

※アフリカ大陸北西の大西洋上にあるカナリア諸島に生息していた鳥が、17世紀にヨーロッパに持ち込まれて品種改良された

8 地名【カステラ】

※世界にカステラという名の菓子はなく、スペインやポルトガルの菓子が起源とされ、日本では江戸時代に、イベリア半島に存在したカスティーリャ王国（Castilla）の菓子という意味のポルトガル語発音「ボロ・デ・カステラ」（Bolo de Castella）から「カステイラ」あるいは「カステラ」になったといわれている

9 人名【ダリア】

※メキシコの高地に生息していた花をスペインに持ち込んだ、スウェーデンの植物学者アンドレアス・ダールの名からつけられた

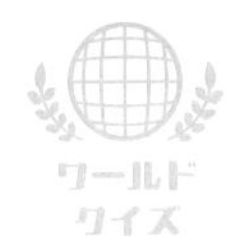

バウワウやクーって何

日本では「コケコッコー」と書かれる
ニワトリの鳴き声は、英語だと
クックドゥドゥルドゥー
[cock-a-doodle-doo] と書かれるのは
知っていたかな？
では、次の擬音は、英語だと何の音を
表わしているか、わかるかな？
鳴き声ばかりじゃないよ

1 バウワウ [bowwow]

2 チューチュー [choo-choo]

3 ムー [moo]

4 クー [coo]

5 ピターパター [pitter-patter]

6 ティンクルティンクル [tinkle-tinkle]

7 ミュー [mew]

8 スクウィール [squeal]

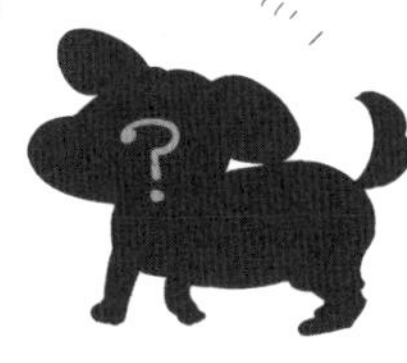

1 犬の鳴き声↓ワンワン

2 汽車の走る音↓シュッシュッポッポッシュッシュッポッポッ

3 牛の鳴き声↓モウー

4 鳩の鳴き声↓ポッポー

5 雨の降る音↓パラパラ

※足音のパタパタでもあるよ

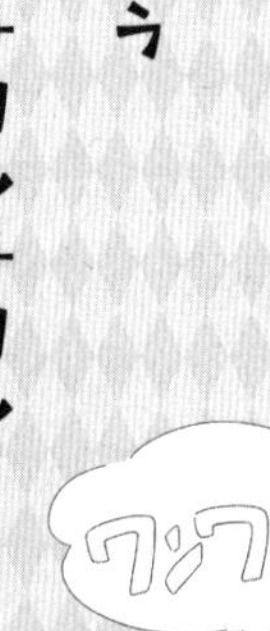

6 自転車のベルの音↓チリンチリン

7 猫の鳴き声↓ニャー

8 ブレーキの音↓キーッ

※ネズミの鳴き声のチューでもあるよ

アメリカだと、こう聞こえるんだね！

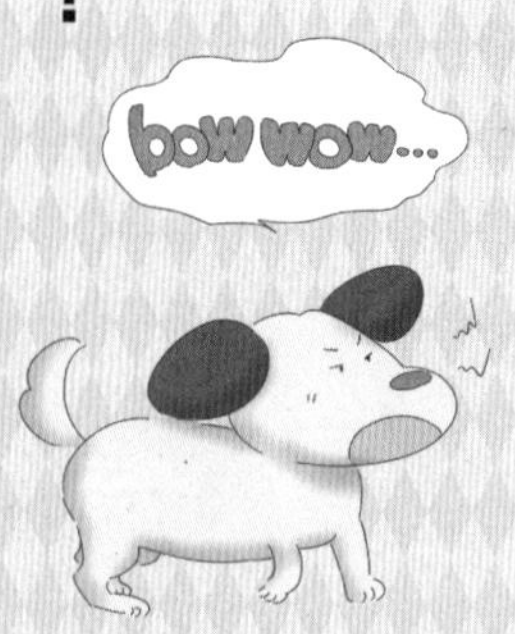

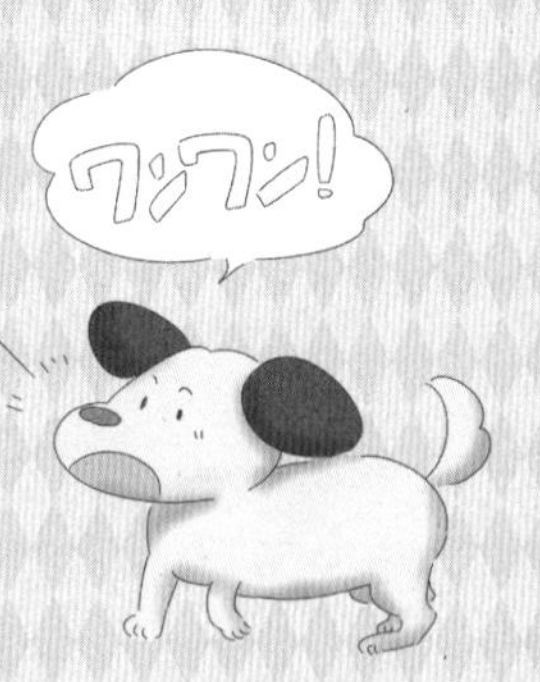

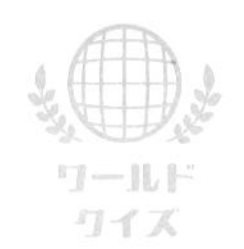

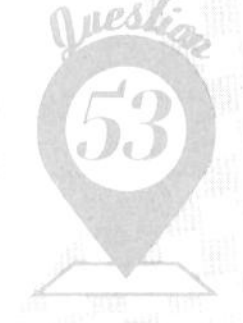

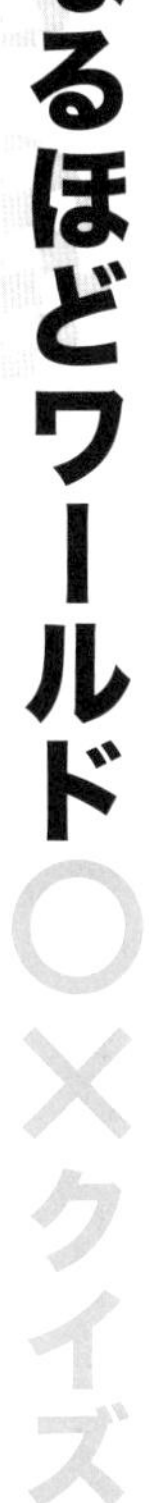

世界のあちこちを旅した人ならわかるかな?

次に書かれていることは○か×か、どっちでしょう?

最後の2問は答えを考えてね

1

アメリカ合衆国の独立100周年を記念し、独立運動を支援したフランス人の募金によって贈呈された自由の女神のモデルは、デザインを依頼された彫刻家の母親であるといわれている

2

フランスのパリにある凱旋門［エトワール凱旋門］を作らせたのは、ナポレオンである

3

ハワイ諸島には主に８つの島があるが、一番大きな島はマウイ島である

4

万里の長城は、中国の初代皇帝である始皇帝が、国境上にあったいくつかの長城を一体化させて大長城に再構築したものである

5

オーロラの観測地として有名なフィンランドだが、オーロラを観るのに最も適した時期は５〜６月である

6

ニュージーランドのシンボルとして国鳥に指定されているキーウィは、その姿が果物のキウィに似ているところから名付けられた

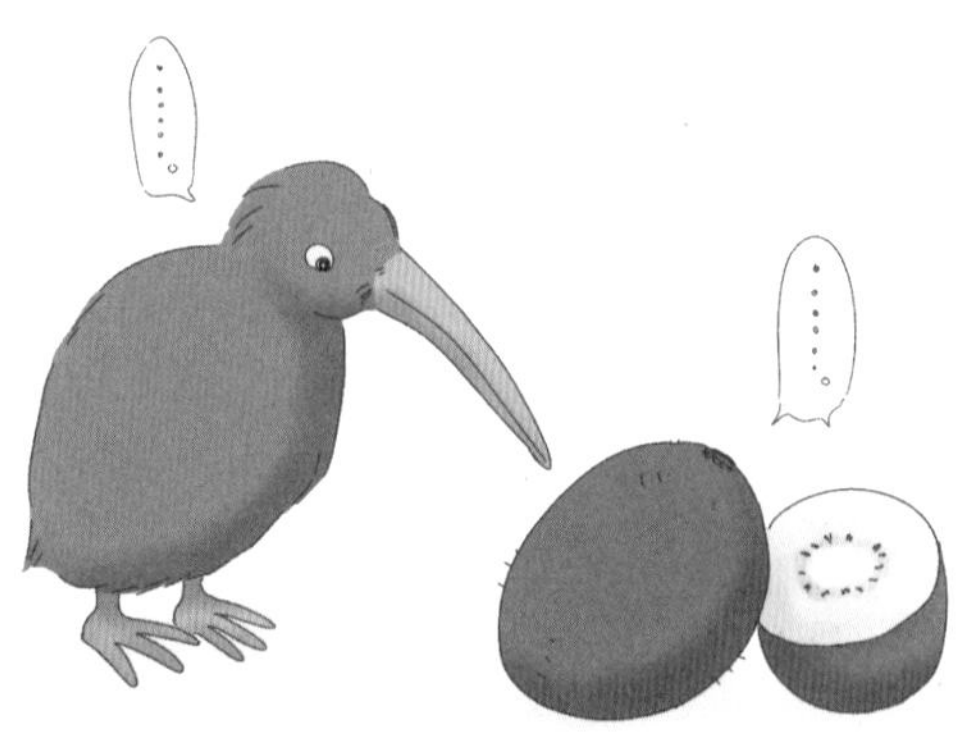

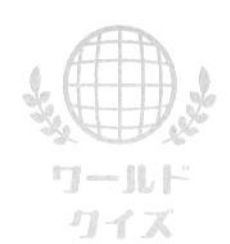

7

共に地球の極寒地として知られている北極と南極だが、北極の方が南極よりも10℃以上寒い

8

次の表は、世界の国の面積の大きさベスト10ですが、3位と6位と7位に入る国はどこでしょう？

1	ロシア
2	カナダ
3	？
4	中国
5	ブラジル
6	？
7	？
8	アルゼンチン
9	カザフスタン
10	アルジェリア

9

世界には3大○○というものがいくつかあるが、次の3大○○の中の□は何でしょう？

1. **3大料理** 中国料理・フランス料理・□□□料理
2. **3大珍味** □□□□□・キャビア・トリュフ
3. **3大美女** 楊貴妃・クレオパトラ・□□□□
4. **3大宗教** キリスト教・□□□□教・仏教

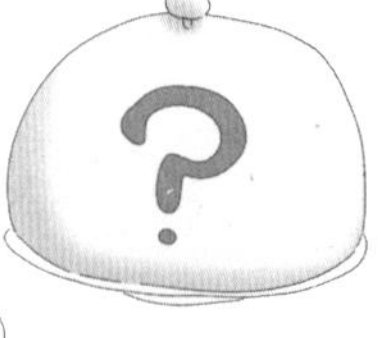
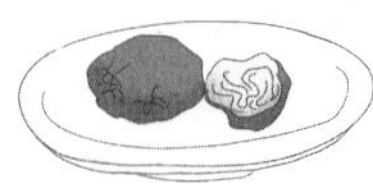
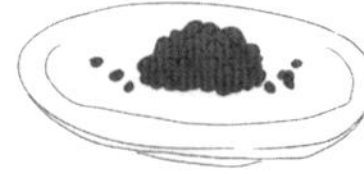

1 ○
「自由の女神像は世界各地にあり、そのベースの立像はローマ神話の自由の女神リベルタスから作られている」

2 ○
「アウステルリッツの戦いに勝利した記念にナポレオンの命によって建設が始まったが、ナポレオンは完成する前に死去しており、完成されたものを見てはいない」

3 ×
「一番大きいのはハワイ島で、マウイ島は二番目、三番目はオアフ島である」

4 ○
「公式には2万1196キロの長さを誇り、「宇宙から肉眼で見える唯一の建造物」と言われていたが、実際には見えないことがわかった」

5 ×
「ベストシーズンは晩秋から早春にかけての9～3月である」

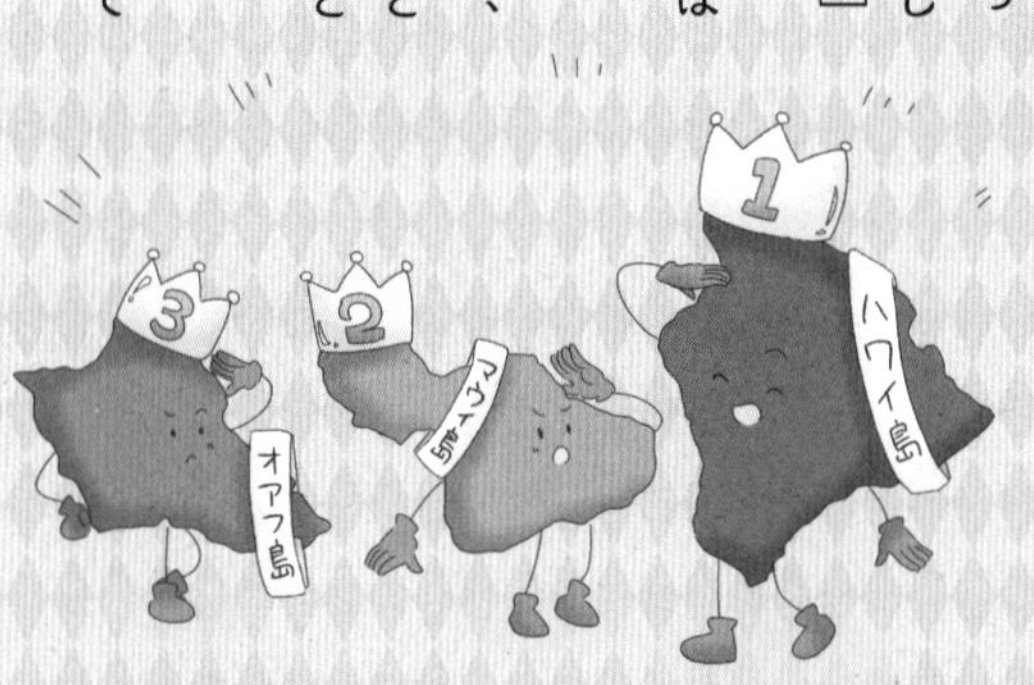

6

×

［啼き声がキーウィと口笛のような声を出すところから名付けられたといわれており、キウイフルーツの語源がキーウィ（鳥）］

7

×

［北極の冬の平均気温がマイナス20℃から30℃なのに対して、南極はマイナス50℃から60℃で、実は南極の方が30℃以上も低い］

8

③位アメリカ合衆国

⑥位オーストラリア

⑦位インド

9

①トルコ（料理）　②フォアグラ

③小野小町　④イスラム（教）

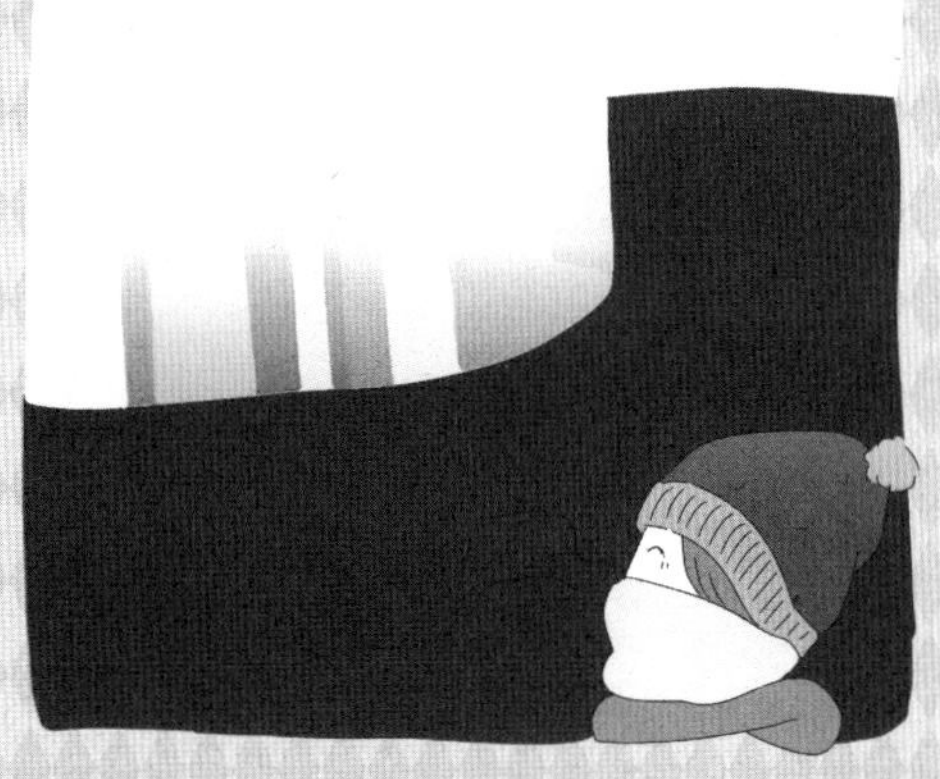

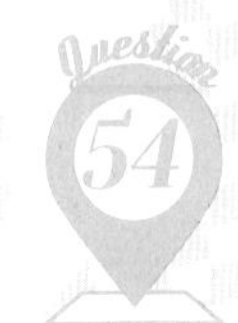

知ってるかな世界遺産

1972年以降ユネスコ
［国際連合教育科学文化機関］で
制定された世界遺産の数々、
みんな、
どれくらい知ってるかな？
そして、それは
どこの国にあるのか……
左の世界遺産と右の国名を
つないでみよう！
まずは、結構有名な世界遺産の、
初級編からだ！

初級編

アンコール・ワット	ドイツ
モン・サン＝ミシェル	カンボジア
ケルン大聖堂	イタリア
アウシュビッツ＝ビルケナウ強制収容所	アメリカ
ポンペイ遺跡	オーストラリア
パルテノン神殿	ポーランド
ヨセミテ国立公園	ペルー
タージ・マハル	ギリシャ
グレート・バリア・リーフ	インド
マチュ・ピチュ	フランス

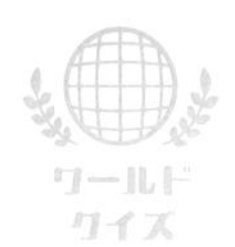

では、続いて、上級編にもチャレンジだ！こっちは複数の国にまたがっている世界遺産もあるからね！

上級編

スマトラの熱帯雨林	シリア
仏国寺（ぶっこくじ）	トルコ
ペルセポリス遺跡	インドネシア
シルクロード	韓国
古代都市アレッポ	中国
武夷山（ぶいさん）	アルゼンチン
トロイ遺跡	イラン
古都ホイアン	チュニジア
イグアス国立公園	カザフスタン
古代都市テオティワカン	ブラジル
ガラパゴス諸島	キルギス
カルタゴ遺跡	メキシコ
	ベトナム
	エクアドル

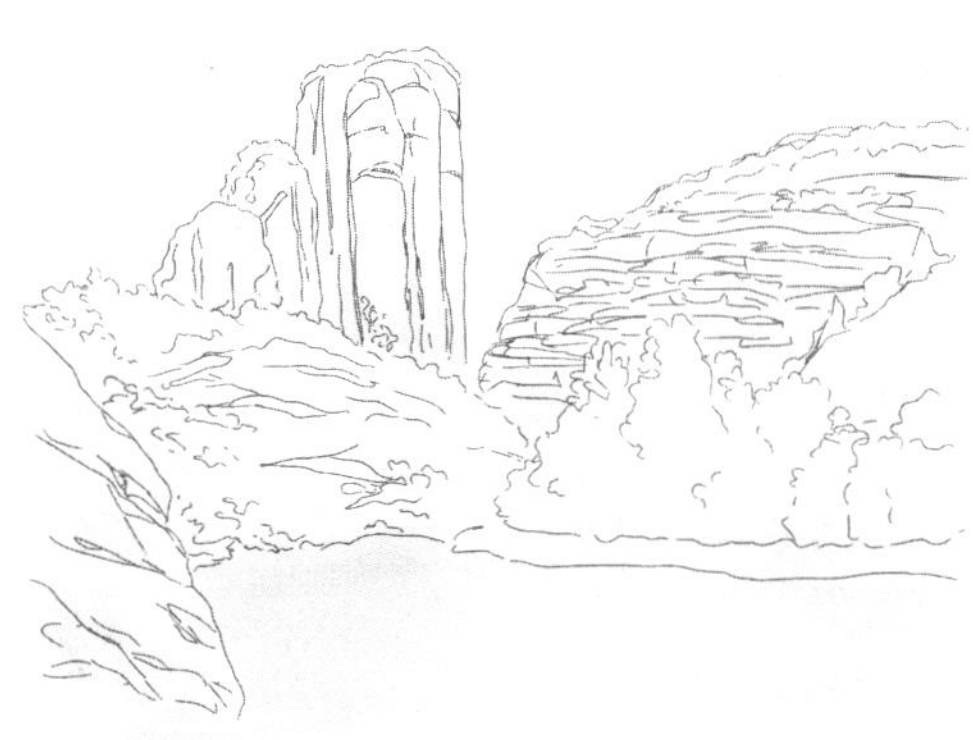

いくつ正解だったかな？
世界遺産は、まだまだあるので興味のある人は調べてね！

初級編

アンコール・ワット	ドイツ
モン・サン=ミシェル	カンボジア
ケルン大聖堂	イタリア
アウシュビッツ=ビルケナウ強制収容所	アメリカ
ポンペイ遺跡	オーストラリア
パルテノン神殿	ポーランド
ヨセミテ国立公園	ペルー
タージ・マハル	ギリシャ
グレート・バリア・リーフ	インド
マチュ・ピチュ	フランス

スマトラの熱帯雨林	シリア
仏国寺（ぶっこくじ）	トルコ
ペルセポリス遺跡	インドネシア
シルクロード	韓国
古代都市アレッポ	中国
武夷山（ぶいさん）	アルゼンチン
トロイ遺跡	イラン
古都ホイアン	チュニジア
イグアス国立公園	カザフスタン
古代都市テオティワカン	ブラジル
ガラパゴス諸島	キルギス
カルタゴ遺跡	メキシコ
	ベトナム
	エクアドル

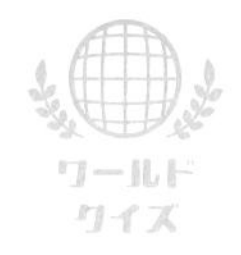

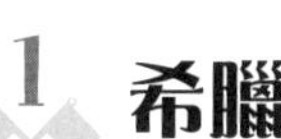

漢字でも世界の国々

日本では、世界の国々の名前を漢字で表すこともあるんだよ。では、次の漢字で書かれている国名は、どこの国か、わかるかな？

1 希臘

2 越南

3 埃及

4 新嘉坡

5 葡萄牙

6 墺太利

7 墨西哥

8 亜爾然丁

9 馬来西亜

10 越日於比亜

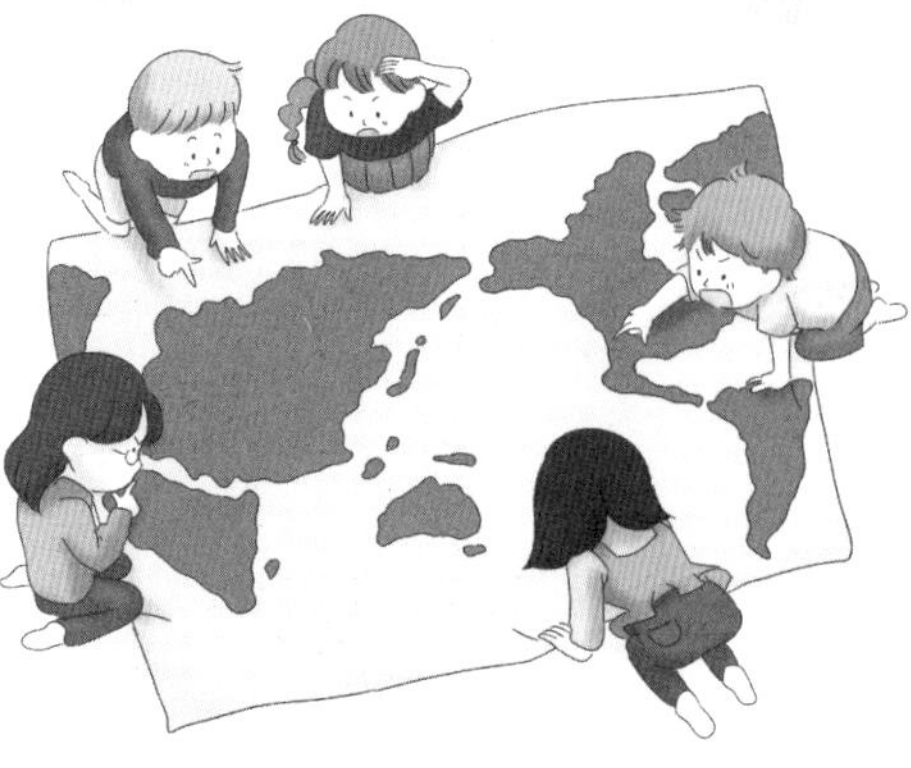

1 ギリシャ【希臘】

2 ベトナム【越南】

3 エジプト【埃及】

4 シンガポール【新嘉坡】

5 ポルトガル【葡萄牙】

6 オーストリア【墺太利】

7 メキシコ【墨西哥】

8 アルゼンチン【亜爾然丁】

9 マレーシア【馬来西亜】

10 エチオピア【越日於比亜】

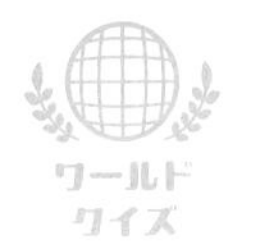

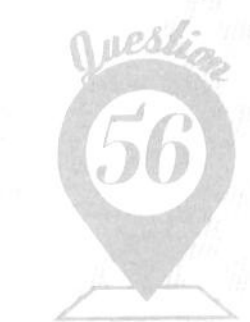

世界はみんな仲良く

いつの時代も世界のどこかで
戦争が行われているのは悲しいよね。
世界の平和のためにもみんなで
話し合いができるようにしなくちゃね。
ここでは、アメリカ人と中国人が6人ずつ、
計12人が丸いテーブルを囲んで
食事をしようとしています。
彼らが自分の国の人間だけで
集まらないよう（6人ずつが固まらないよう）、
また、孤立もしないよう（一人ずつ交互に
ならないよう）に座るには、
どのように座ればいいか、わかるかな？

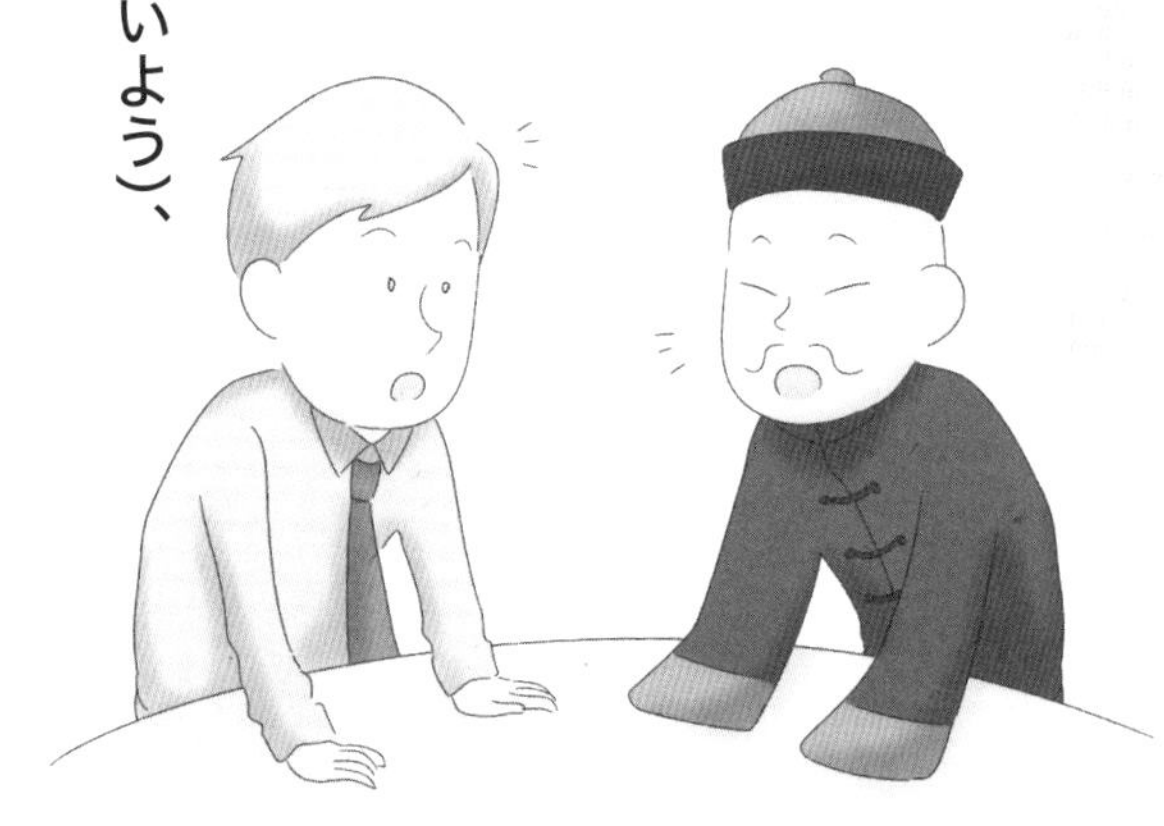

2人ずつ交互に座ると、右か左の隣が必ず違う国の人になるよ。
こうすれば、孤立もしないし、仲良く話をしながら食事ができそうだね！

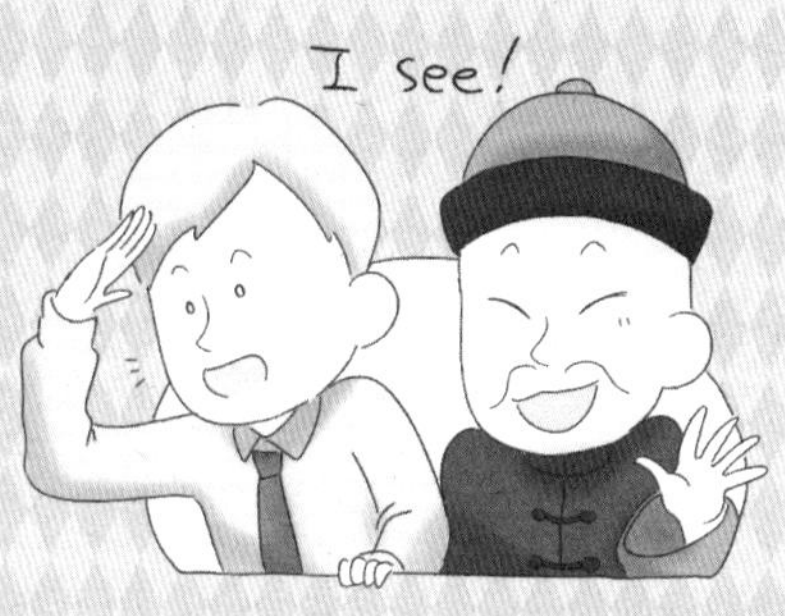

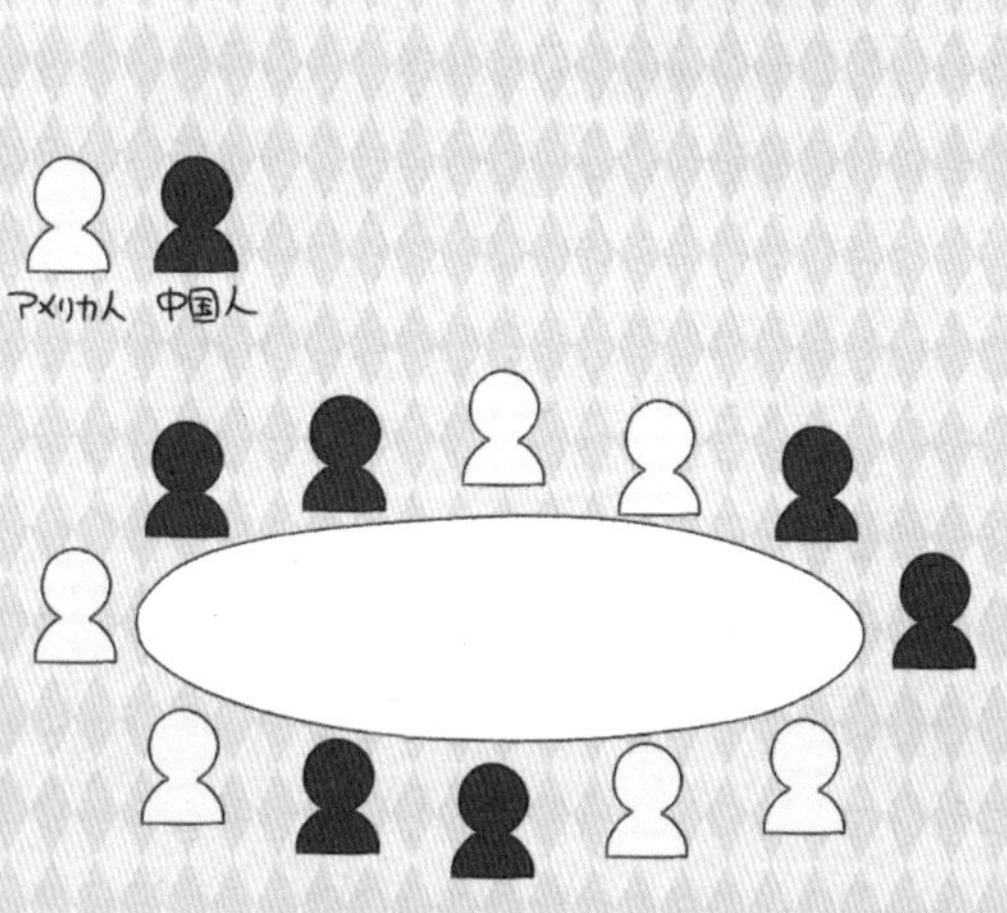

世界なぞなぞ巡り

最後は、なぞなぞのワールドクイズだよ！
日本でも子どもの頃から親しんでいる「○○、なぁーんだ？」
というなぞなぞは、もちろん世界の国々にもあって、
中には、いかにもその国らしいというものもあるんだ。
というわけで、日本のなぞなぞと世界のなぞなぞに挑戦してみてくれ！

日本のなぞなぞ

1 足がなくてもやってきて、
口がないのにお話上手、
なぁーんだ？

2 生まれたけど
生まれてないもの、
なぁーんだ？

3 大きければ大きいほど
見にくいもの、
なぁーんだ？

4 男も女も大人も子も
同時にとるもの、
なぁーんだ？

5 夕方の後にあって、
朝の前にあるもの、
なぁーんだ？

6 鎧のようなものの
中に肉のあるもの、
なぁーんだ？

次は世界のなぞなぞに
挑戦だ！

世界のなぞなぞ

1 走っても走っても行きつけなく、
空を飛んでも行きつけなく、
見えているのに行きつけないところはどこだ？ ロシア

2 家から家を通り過ぎてばかりで、
決して部屋に入ってくれないのはなんだ？ デンマーク

3 いつのまにかやってくるのに、
会おうと思ったら
目をつむらないといけないのは何かな？ ドイツ

4 みんなが怖がっているのに、
少しずつやってくるもの、なんだ？ フィンランド

5 死んだままにしておけば長生きするのに、
生かしておくとすぐに死んでしまうもの、なんだ？
フィリピン

6 死んだ後に旅をするあいつはなんだ？
フランス

7 名前を言っただけで壊れてしまうのは何かな？
イギリス

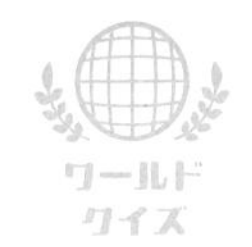

8 いる時には吐き出して、
いらない時に飲み込むものはなんだ？
イスラエル

9 あなたなら座れる、犬も猫も座れる、
でも私は座れないところはどこかな？
スウェーデン

10 小さいときは食べられるけど何も作れない、
年を取ると作れるけど食べられないもの、
なんだろう？ 中国

11 出たり引っ込んだり、
上がったり下がったり、
いつも湿っぽい
ところにいるのに、
腐らないあいつは何かな？
ルーマニア

12 数が増えれば
増えるほど軽くなるもの、
なんだ？ メキシコ

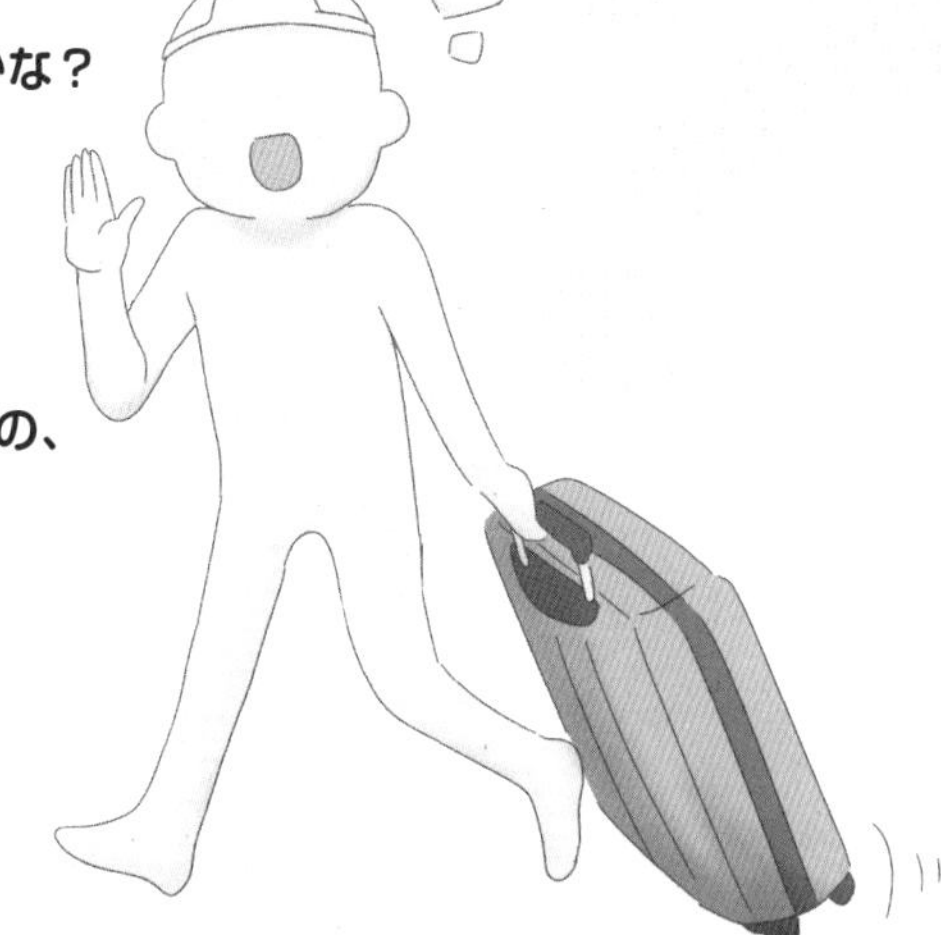

答 57

日本のなぞなぞ

1 手紙　2 玉子　3 暗闇

4 年を取ること　5 夜　6 カニ

世界のなぞなぞ

1 地平線　2 道　3 眠り　4 死

5 ロウソク　6 枯葉　7 沈黙

8 言葉　9 私の膝　10 竹　11 舌

12 穴

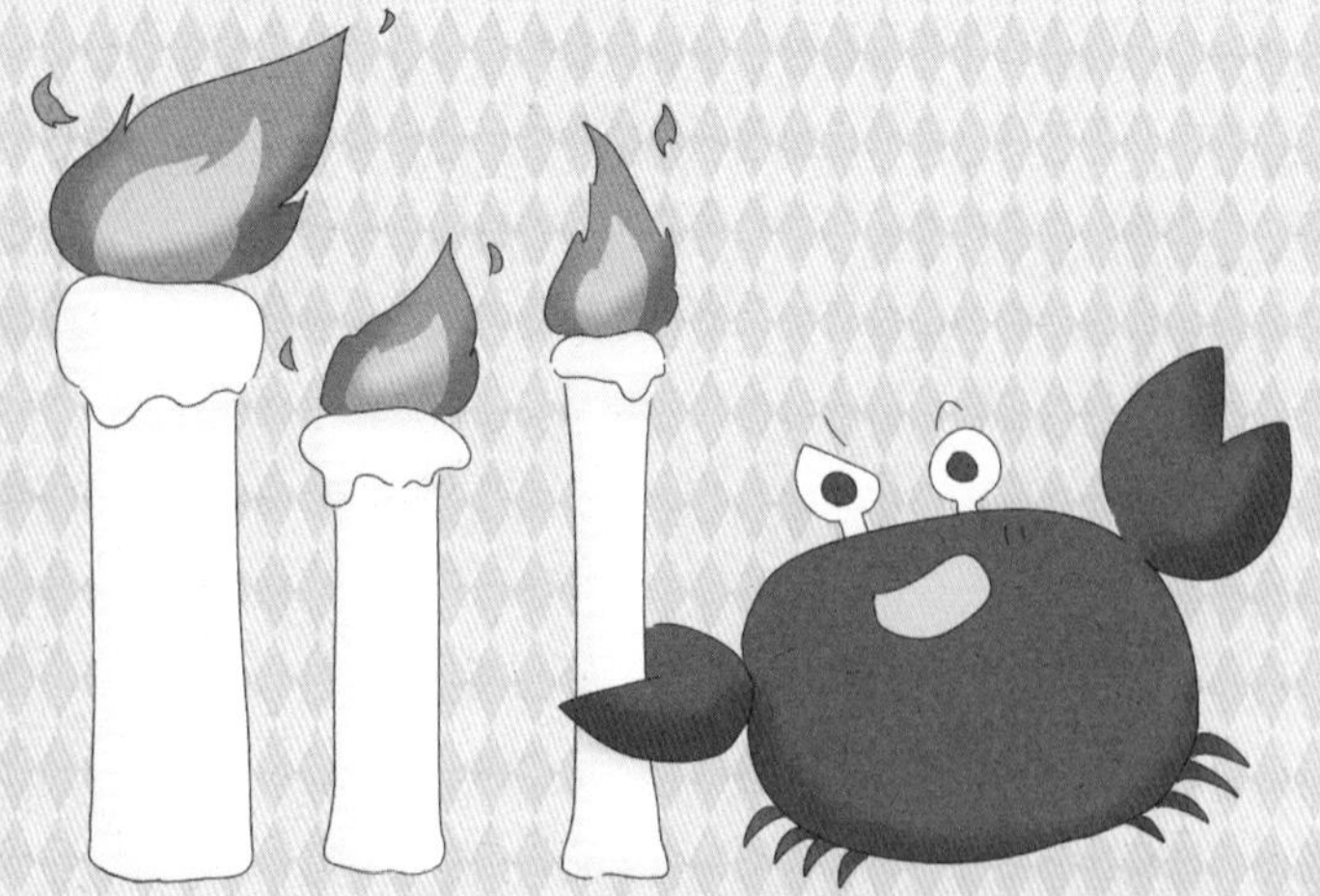

あとがき

いかがでしたか？　クイズを楽しんでもらえたでしょうか？

この本を読み始める前と、読み終わり、すべてのクイズをやり終わった後では、あきらかにあなたの脳は変わっているはずです。

そして、そのことを、これからのあなたの時間に、どのような形でもいいので活かせていただけたら、この本を作った甲斐があるというもの、そして、とても嬉しく思います。

クイズは、無限大にあります。いつの日かまた、あなたにどこかでお会いできることを祈り、あとがきとさせていただきます。

あなたの人生の貴重な時間の中で、本書を選んで読んでくださり、誠にありがとうございました。

東京夢芸倶楽部

著：東京夢芸倶楽部［とうきょうむげいくらぶ］
老若男女、誰もが楽しめるおもしろいクイズやゲーム、ちょっとした宴会芸やアッと驚くパフォーマンスなどを研究・開発し、いろいろな場所で紹介したり、時には実際にやり方を教えたりもする有志のグループ。普段はそれぞれ別の仕事に携わっているが、本職よりもクイズやゲームのことを考えている方が燃え上がるのは言うまでもない。グループのモットーは「ひとりでもみんなでも楽しめて、どこでも遊べるクイズやゲームを考えよう！」。ちなみに〈夢芸〉は「ゲーム」の業界読み（逆さ読み）から命名した。編著に『コンパ・宴会・パーティーで絶対ウケる笑撃パフォーマンス130』（ＫＫロングセラーズ）がある。
イラスト：舞うエビ
デザイン・DTP　株式会社東海創芸

脳トレおもしろクイズ

2024年7月10日　初版第1版発行

著　東京夢芸倶楽部
発行者　佐藤　秀
発行所　株式会社つちや書店
〒113-0023　東京都文京区向丘1-8-13
電話 03-3816-2071　FAX 03-3816-2072
HP http://tsuchiyashoten.co.jp
E-mail　info@tsuchiyashoten.co.jp
印　刷　株式会社暁印刷